庄礼兴 主编

庄礼兴针灸特色学术经验

中国中医药出版社
· 北京 ·

图书在版编目（CIP）数据

庄礼兴针灸特色学术经验 / 庄礼兴主编 . —北京：
中国中医药出版社，2022.1
ISBN 978-7-5132-7026-7

Ⅰ . ①庄… Ⅱ . ①庄… Ⅲ . ①针灸疗法—中医临床—
经验—中国—现代 Ⅳ . ① R246

中国版本图书馆 CIP 数据核字（2021）第 116418 号

中国中医药出版社出版

北京经济技术开发区科创十三街 31 号院二区 8 号楼
邮政编码　100176
传真　010-64405721
廊坊市祥丰印刷有限公司印刷
各地新华书店经销

开本 710×1000　1/16　印张 15.5　字数 183 千字
2022 年 1 月第 1 版　2022 年 1 月第 1 次印刷
书号　ISBN 978 – 7 – 5132 – 7026 – 7

定价　89.00 元
网址　www.cptcm.com

服 务 热 线　010-64405510
购 书 热 线　010-89535836
维 权 打 假　010-64405753

微信服务号　zgzyycbs
微商城网址　https://kdt.im/LIdUGr
官 方 微 博　http://e.weibo.com/cptcm
天猫旗舰店网址　https://zgzyycbs.tmall.com

黄瑾明序

2013 年，全国首批 64 家中医学术流派传承工作室工作启动，广西黄氏壮医学术流派与靳三针疗法中医学术流派双双进入了建设行列，就是在那个时候我认识了庄礼兴教授。

靳三针疗法流派传承工作室与广西黄氏壮医针灸流派传承工作室互设二级传承工作站。作为靳三针疗法流派工作室负责人，庄教授几乎每年都来广西参加流派之间的学术交流，足迹遍及南宁、桂林、北海等地，他把岭南针灸特色技术、靳三针疗法的学术思想和临床经验传播和推广给了广西针灸的同行。现在靳三针疗法在广西也得到了广大医务工作者的肯定，受到广大患者的欢迎。同时，庄教授大力提倡将壮医疗法如药线点灸、脐环针等特色疗法带到广东，并多次带领组织医护团队前来学习壮医疗法。可以说，粤、桂两地活跃的针灸学术交流促使广西黄氏壮医针灸和靳三针疗法能在两地广泛传播和推广，庄礼兴教授起到至关重要的作用。

"岭南"之名始于唐代，地理学上指五岭以南，其所辖范围为当今之广东、海南以及广西的大部分地区。由于古时候岭南全年气候湿热，瘴疠之气偏盛，多有瘟疫流行。从晋代到清代，岭南地区民间多用艾灸方法防治疾病，目前在粤、桂两地，民间仍有许多群众喜见乐用、行之有效的灸疗方法，疗效显著。早在 10 年前庄教授就对壮医的灸法，特别是药线点灸很感兴趣，认为粤、桂两地地理气候、人们体质相似，所患疾病谱也大体相同，能在桂盛行的药线灸必定也适应在粤开展。因此，他倡导和推动我的学术团队引进至广州中医药大学第一附属医院，多次举办专场学术讲座，并现场演示壮医针灸疗法，使各种壮医针灸疗法在广州中医药大学第一附属医院得到开展应用，造福一方百姓，切切实实地推动了壮医疗法的发展。2020年在庄礼兴教授的极力推荐下，郑谅、庄子齐两位教授拜我为师，从此广西黄氏壮医针灸在穗落地生根、开花结果。这是庄教授不遗余力地促进全国各大针灸学术流派的交流和应用，为针灸事业的发展做出务实的工作的体现。

庄教授作为国家重点专科针灸科学术带头人，多年来潜心于临床、科研及教书育人的工作。天道酬勤，2017年他被广东省人民政府授予"广东省名中医"称号，并成立庄礼兴广东省名中医传承工作室。欣闻庄教授工作室在粤港澳大湾区建立数家二级工作站，可以预见，随着工作室的建设，庄教授的学术思想和临床经验将会得到更多人的学习和推广。相信经过像庄教授这样一代针灸人的努力，针灸学科将在华南地区、粤港澳大湾区更加蓬勃发展。

庄教授为人踏实低调、做事勤劳肯干，其学术风格严谨务实，因此得到同行的肯定。其业余爱好广泛，在繁重的工作之余，喜欢书法、摄影陶冶情操、调摄身心，值得年轻人学习。

继2019年《庄礼兴针灸临证经验与传承》一书出版后，其姊妹篇《庄礼兴针灸特色学术经验》一书即将付梓，我有幸先睹为快。该书集锦庄礼兴教授学术思想和临床经验，内容丰富全面，学术观点鲜明，尤其是针药结合治疗难治性疾病，疗效确切，是一本值得同道们阅读的好书。故乐为之序。

全国首批名老中医　黄瑾明

2021年10月18日于南宁

许能贵序

庄礼兴教授把新书《庄礼兴针灸特色学术经验》书稿送给我，忍不住一睹为快。读毕掩卷，"调神针法""针药并用"两大鲜明的特点浮现在我的眼前。

随着工作生活节奏的加快，临床上各种与精神因素有关的疾病越来越多，但各种治疗抑郁症、焦虑症的药物存在一定的局限性和毒副作用。有感于此，庄礼兴教授总结了《内经》的治神理论，传承了靳三针疗法的调神思想和组穴经验，运用调神手法来治疗各类神志病。书中罗列了调神针法在考试紧张综合征、中风后抑郁、帕金森抑郁、肠易激综合征等神志病中的应用，理、法、方、穴、术运用精妙圆活，疗效显著，为临床治疗神志病提供了新思路和新方法。

庄礼兴教授出身于五代业医的中医世家，家学功底深厚。其父擅长应用经方结合岭南药材治疗各科奇难杂症。虽然他以针灸闻名，很多病人却称他是"最会开中药的针灸医生"，书中理气药和活血药的运用尤为精妙。根据理气药的性味归经将其应用在上、中、下焦相关脏腑进行理气行气，对不同脏腑病证采用宣降肺气、疏肝理气及和胃降逆的方法治疗，针对性强；又根据活血药的性味归经，将其应用于各种部位的治疗，如头部、心胸部、肾脏活血药的应用各有不同的引经药，效佳力专。

庄礼兴教授治学严谨，对学术钻研一丝不苟；对病人仁心仁德，和蔼可亲。在他成长的年代，曾侍学于邓铁涛、司徒铃、靳瑞、张家维和杨文辉等大师，对他们的学术思想、临证经验、医德医风，孜孜以求，学而不倦，从而奠定了坚实的基础，形成了独特的学术风格。

欣逢盛世，值此《中共中央国务院关于促进中医药传承创新发展的意见》出台 2 周年，《粤港澳大湾区中医药高地建设方案（2020—2025 年）》出台 1 周年之际，新书《庄礼兴针灸特色学术经验》面世了，甚为欣慰，谨致祝贺！是为序。

国家"973"计划项目首席科学家

中国针灸学会副会长

岐黄学者

2021 年 10 月

编者序

本书共分为四部分，第一部分主要为庄礼兴教授的针灸特色学术经验，包括庄礼兴教授在长期临床中总结出来的调神针法学术观点，包括其渊源、内容、操作方法以及对临证应用变通加以论述；其次，传承和发展靳三针疗法流派，将岭南灸法、火针、挑针等方法进行了概括与总结，是对岭南针灸流派的传承与创新。

第二部分主要为庄礼兴教授临床用药经验，包括善用"药对"、应用数据挖掘技术凝练用药特色，图文并茂，层层剖析。

第三部分为临证经验，精选近年来庄礼兴教授及学生总结的学术经验，选择治疗方法可行、临床疗效确切的部分内容加以分析讨论，或进行验证，或加以发挥。

第四部分是医案赏析，收录临证过程中的诊疗验案和跟师笔记，择其精华进行整理，并加上按语，使之容易理解掌握，读之如名师亲灸。

感谢广东省书法协会副主席许鸿基先生为《庄礼兴针灸特色学术经验》书名亲笔题字。

本书为针灸名师针药结合临证的学术思想和临床经验集，部分学术观点可能存在偏颇、争议之处。虽再三校稿，难免还有错漏之处，恳请读者批评指正。

最会开中药的针灸医生——庄礼兴

一、少时勤学，夯实中医功底

　　庄礼兴出身于中医世家，家学渊源深厚，儿时便跟随父亲行医，长期的耳濡目染激发了他对中医药浓厚的兴趣，自小学起便立志做一名医生。在父亲和长辈的指导下，他熟读经典，小学时已对《雷公药性赋》和各类汤头歌诀倒背如流。庄礼兴回忆道：家附近有条小河，为了激励自己多背汤头歌诀，他常将小船划至河中央，规定自己背完 30 首歌诀才可以上岸。虽然他当时年少，尚未领悟其中真意，但是儿时兴趣的积累，奠定了他坚实的中医基础。

　　庄礼兴家经营的中和堂除看病外，还经常制作一些膏、丹、丸、散以方便患者服用，在接触中药和帮忙制作膏、丹、丸、散的过程中，庄礼兴对各种中药形成了基本的感性认识。比如：薄荷闻起来有馨香之味，药材质地轻扬，其轻灵之性、解表之功自然就很容易理解了；藤类药物攀缘舒展的生长特点，决定其具有舒筋通络的作用；芦根、茅根等生长在水边，多呈中空状，故有清热利水之功效。在跟随父亲行医的过程中，庄礼兴制药、抄方、泡工夫茶、抄笔记，事无巨细。起初他只觉得辛苦繁重，但经过日复一日的磨炼，年少的庄礼兴发现自己逐渐掌握儿时所背歌诀之真意，就连在泡工夫茶这样的日常小事中也能领悟到中国传统文化之精髓所在。除行医外，庄礼兴还会跟随父亲一起练习毛笔字和研读古籍。父亲这种潜移默化的言传身教，让少年的庄礼兴对中国传统文化及中医中药有了十分深刻的认识。除了掌握药材形状和药性之外，还融合了药食同源的治病思想。比如父亲用猪肚炖胡椒汤来治疗慢性胃病，就是基于中医"以形治形"的朴素认识论。时至今日，庄礼兴在临床治疗各种慢性病时，在针灸和用药之外，常常会开一些具有地方特色、亦医亦食的方剂，深受患者欢迎。

除跟随行医之外，受父亲影响，庄礼兴熟读《伤寒论》等中医经典，并在上大学之前就将本科的中医教材精读了一遍，基本掌握了常见病的诊疗技术，甚至可以在医疗站中独当一面。医疗站的患者病种复杂，医疗条件欠佳，这对于刚刚出道的庄礼兴而言，是一个极大的挑战。也正是得益于艰苦的医疗环境，庄礼兴逐渐熟练掌握了各种临床基本技能，包括静脉注射、外科清创、缝合处理、问诊开药等，加深了对中医和西医的认识。传统观念认为中医只能治疗慢性疾病，但是在出现一些急症情况时，由于当时医疗条件有限，庄礼兴只能尝试用中医的方法处理，结果收到了良好的临床疗效。比如急性肠梗阻情况危急，庄礼兴采用莱菔子200g，用布包后炒热，在腹胀的部位一边煨一边按摩，患者当场即排气；肺结核空洞出现大咯血等时，庄礼兴让患者口服十灰散以止血。除中医方法外，庄礼兴还积累了很多西医救治方法，经常上门为患者打针、送药，夏天给溺水孩童做心肺复苏，甚至参与抢救高危产妇。这段"赤脚医生"的经历让他受益终身，不仅加深了对中医的领悟和理解，坚定了做一名中医人的信念，以期帮助更多患者，也让庄礼兴意识到自身的不足，为之后的求学之路指明了方向。

二、名师指点，实践传承创新

认识到自己在医学知识方面的短板之后，庄礼兴在普宁卫校进修了两年，系统学习西医学知识。恢复高考后，庄礼兴顺利考上了理想的学校——广州中医学院（广州中医药大学前身）中医学专业。本科期间，除了学校规定的系统课程外，他如饥似渴地研读古籍，涉猎甚广，自学了《陈修园医书七十二种》《时病论》等清代医著，拓展自己的知识面，打下了研究岭南病的坚实基础。他还主动参加各类义诊活动、学术竞赛，学以致用，收益颇丰。本科毕业时，作为优秀毕业生，庄礼兴留校在经络腧穴教研室工作，先后讲授经络腧穴学、针灸学、老年病学、神经病学等课程，"在干中学、在学中干"。为了更好地胜任临床和教学工作，他又赴上海继续进修经络腧穴学。这次进修，让庄礼兴深刻意识到中医针灸深奥的道理是学不完的，便毅然决定辞职去继续深造，成为一名针灸学专业的研究生。读研究生期间，为了勤工俭学，庄礼兴常骑自行车出诊看病，一晚30块钱的收入基本解决了生活问题。研三期间回到医院担任针灸临床工作；为了提升英语水平，争取出国学习的机会，庄礼兴在学习专业课程的同时还每晚补习英语。天道酬勤，研究生期间，庄礼兴有幸跟随在司徒铃、靳瑞、张家维、杨文辉四位名医身边学习，四位名师丰富的临床经验对他来说可谓如获至宝，如司徒老的补泻手法以及灸治经验、靳老的靳三针疗法治疗脑病、张家维教授的挑治手法、杨文辉教授的头针CT定位围刺法等。庄礼兴将这些临床经验融会贯通，师古而不拘泥于古，逐渐形成了自己独具特色的临床诊疗经验，如调神针法、火针治疗各类痛证、四花灸治疗慢性疲劳综合征、穴位埋线控制癫痫等。由于各项成绩优异，表现突出，庄礼兴在硕士研究生毕业后留在广州中医药大学针灸治疗学教研室从事临床和教学工作。因为致力于钻研中医中药，研究生期间又在名师指导下学习针灸，针药结合便成为庄礼兴临床诊疗一大特色，所以经常被患者称为"最会开中药的针灸医生"。庄礼兴入世之后的求学之路漫长而艰辛，不断推陈出新，脚踏实地而不故步自封，开拓出属于自己的中医之路。

三、衷中参西，拓宽诊治思路

受家传影响，庄礼兴认为中医一直是中国的主流医学，但是在西医的冲击下，"中医不如西医"的声音连绵起伏。庄礼兴在临床实践的基础上逐渐形成了新的认识，即中医西医各有所长，医者不应该过分注重"信西"还是"信中"，应该不论中西，广泛涉猎，让所有的知识都能够为己所用，造福患者。作为一名中医师，更应该在突出中医特色的基础上，注重中西医结合。临床工作中，庄礼兴一直坚守的原则是"先中后西、可中不西、中西结合"。如在临床急症救治的过程中，对于高血压患者，除舌下含服降压药之外，采取耳尖放血方法降压效果显著；继发于中风的癫痫发作，一般西医处理为注射镇静药，但是癫痫大发作一般只持续15分钟左右，西药还没起作用癫痫就已停止，而中医方法通过针刺人中、泻四关穴等可以起到及时止痫的作用；对于高热患者，除用退热药外，还可用柴胡注射液，取曲池进行穴位注射。庄礼兴在临床工作中多次强调，一个新型中医师，应学贯中西，既要懂得利用中医特色疗法治疗各类疾病，也要能很好地结合并利用西医方法治疗疾病。庄礼兴在带教过程中，经常鼓励学生既要打好中医基础，也要注重西医知识的积累，学海无涯，要做到永远学而不厌。庄礼兴不随波逐流，也从不标新立异，始终保持一颗谦虚谨慎的赤子之心，不断学习，与时俱进，一切以患者的利益为优先。医者有涯，医海无涯，庄礼兴已成为后辈学习之楷模。

在世家中医文化的熏陶下，从儿时兴趣使然的积累、高校系统化的学习，到工作中的不断探索，"行稳致远，进而有为"这八个字始终挂在庄礼兴的心上，也挂在他书房的墙上，像是其行医半生的缩影，更像一个扬帆的新起点。

范靖琪

2021 年 5 月

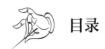

目录

庄礼兴针灸特色学术经验

庄礼兴针灸特色学术经验

第一部分 • 针灸特色学术经验

一、传承靳三针疗法

靳三针疗法由广州中医药大学首席教授、岭南针灸名家靳瑞教授（1932—2010）创立，经过50余年的发展，靳三针疗法已成为岭南针灸流派的一面旗帜。靳三针疗法植根于传统经脉、藏象理论，结合现代生理、解剖和神经学理论，其每组处方以3个穴位（3个穴组）为主，取穴简洁，配穴灵活，疗效确切，极具岭南务实的文化精髓，深受广大医务工作者及针灸爱好者的欢迎。靳三针疗法同时是一个具有开放性的理论体系，它使传统针灸玄妙的理论能够直接与临床实践相结合，又启发后人进一步研究传统针灸理论，提出新的、疗效确切的组穴，经过靳三针疗法流派历代传承人的补充，目前靳三针组穴已经达49组。

（一）主持靳三针疗法流派传承工作室工作

2013年由庄礼兴教授牵头申报的"靳三针疗法流派传承工作室"入选国家中医药管理局公布的第一批64家全国中医学术流派传承工作室建设单位名单，广东省针灸专业仅此一家。在靳三针疗法流派传承工作室负责人庄礼兴教授的带领下，靳三针疗法已被国家中医药管理局定为国家级中医继续教育项目、国家级中医人才培训计划课程。目前，靳三针疗法流派传承工作室已在全国建立12家二级工作站，分布范围包括全国各地区。

近年，随着靳三针疗法流派传承工作室专家团队在全球范围的针灸理论及临床实践活动的开展，靳三针疗法在全球的影响力也不断扩大。除了中国以外，靳三针疗法相关课程还在东南亚国家，如新加坡、马来西亚、菲律宾、缅甸、尼泊尔等国家深受欢迎，每年都有逾千人次外国留学生慕名来学习靳三针疗法。

2016年10月，靳三针疗法流派传承工作室已高分通过国家验收，并于2019年5月通过国家中医药管理局第二轮建设审核，开启第二轮为期3年的建设。

作为靳三针疗法学术流派传承工作室的负责人及代表性传承人，庄教授在传承、发展和完善靳三针疗法的同时，又勇于学术创新，扩大了靳三针疗法的适应证，显著提高临床疗效，得到国内外同行的一致认可。

（二）丰富创新靳三针疗法治疗中风病的内涵

庄礼兴教授先后主持了国家"十五"科技攻关项目和"十一五"国家科技支撑项目，系统地对靳瑞教授的学术思想和靳三针疗法治疗中风病进行了研究。他在继承的基础上发展创新，结合国家科技支撑项目靳三针疗法治疗中风偏瘫课题的研究，新增10组穴位（手挛三针、足挛三针、腕三针、开三针、面肌针、启闭针、老呆针、郁三针、口三针、颞三针）。他在临床治疗中风偏瘫病例时观察到，原有的靳三针穴组治疗中风后痉挛性偏瘫效果欠佳。庄教授针对中风后痉挛型瘫痪的临床特点，带领课题组探索、创立了挛三针（上肢挛三针：极泉、尺泽、内关；下肢挛三针：鼠鼷、阴陵泉、三阴交）、开三针（人中、涌泉、中冲）等新的有效穴位组方，确立了颞三针配合手足三针治疗弛缓性偏瘫、配合手足挛三针为主治疗痉挛性偏瘫的优化方案。

庄教授将中医辨证思维与神经内科知识相结合应用于中风恢复期及后

遗症期的康复治疗，分期分型论治的学术思想在广泛的临床实践中得到证实。其方案体现了穴位与病证相适宜，是针灸处方中难得的模式。2011年，该操作技术规范正式纳入国家中医药管理局医政司颁布的《24个专业105个病种中医诊疗方案》，此优化方案在安徽、上海、辽宁、广东等全国十几家具有代表性的三甲中医院进行临床应用且得到疗效验证，因此进入国家中医药管理局中风病治疗的临床路径，推广至全国各地，指导专科诊治，扩充了靳三针疗法的内容，促进靳三针治疗脑病方案的规范化及提升靳三针疗法在神经内科康复领域的知名度。

庄教授在香港、新疆、辽宁等地成立12个靳三针疗法流派传承工作室二级工作站，主编了9部靳三针疗法专著，培养多名外单位岐黄中医人才，响应国家医疗改革政策，突出针灸疗法简、便、易、效的效果，培养一大批流派后备传承人，累计培训近2000个工作日，将规范化的靳三针疗法带到基层，造福百姓。同时流派工作室拍摄实操视频，包含靳三针疗法中常用组方，涵盖穴位定位、取穴方法、操作要领、注意事项等，将靳三针处方取穴及操作规范化，有利于教学、临床实践及医疗安全，成为教科书式典范，使靳三针疗法进一步发扬光大。

（谢晓燕）

二、创立调神针法

（一）学术渊源

调神针法是庄礼兴教授在继承靳三针调神思想的基础上创立的针刺方法，主要应用于各类神志疾病。"调神针法"理论是根植于岭南针灸"靳三针"流派的发展，继承《内经》"凡刺之法，必先本于神""凡刺之真，必先治神"的思想，是在原有疗法基础上的继承和发展。庄礼兴教授在应用调神针法治疗疾病时注重从理、法、方、穴、术方面进行综合运用。

调神针法的针灸操作源于庄礼兴教授对司徒铃教授针刺手法的继承。司徒铃教授是广东省名老中医，他重视中医经典理论，强调中医理论对临床实践的指导作用，重视针刺操作手法对针刺疗效的影响，认为取穴正确、补泻得当、达到有效刺激量是针刺收获良好疗效的重要影响因素。针刺操作过程中，必须在得气的前提下施行补泻手法，若针刺不能立刻得气则需要行针催气或留针候气。得气后还需行气，使气至病所并辅以适宜的补泻手法，才能收获较好的临床疗效。

调神针法的"调神"思想是受靳三针"治神"思想的启发。靳瑞教授创立靳三针疗法，提出重视治神的思想，概括为"治神九字诀"，即定神、察神、安神、聚神、入神、合神、和神、实神和养神，并贯穿整个针刺治疗过程的始终。定神，要求针刺前患者和医者都稳定身心状态；察神，要求医者细心体察患者精神气血的状态；安神，要求医者使患者情绪放松、树立信心；聚神，要求在针刺时医患双方专注于针刺治疗；入神，要求医

庄礼兴针灸特色学术经验

者意随针入、以意守针，进而审查患者精神气血，达到两神相合的情境；和神，要求在得气的基础上补泻得宜；实神，要求补泻后适当留针，以充实患者神气；养神，要求患者在针刺结束后静心调养精神形体，以发挥针刺的远期效应。庄礼兴教授继承靳三针重视"治神"的思想，在临床针刺治疗中操作专注，重视与患者的沟通，以轻松的言语缓解患者紧张情绪，为患者解释病情，使患者树立信心，将"调神"的理念贯穿诊疗始终。

（于珺）

（二）针法穴组

庄礼兴教授调神针法受到靳三针治神思想的启发，吸收了靳三针组穴，是对靳三针的进一步发展。调神针法初步总结时提出的组穴为四神针、百会、智三针、定神针、素髎、水沟、三阴交、四关、内关、神门、申脉、照海。百会为诸阳之会，督一身之正气，针刺百会可振奋阳气、通调全身气血。四神针、智三针、定神针均为靳三针穴组。四神针位于百会前后左右各旁开1.5寸处，前后两穴位于督脉、左右两穴位于足太阳膀胱经，督脉与膀胱经均与脑相络属，故四神针与神志活动关系密切。四神针与四神聪相比，距离百会更远，刺激面广，是安神醒脑、开窍解郁的要穴。智三针由神庭和双侧本神组成。定神针第1针位于印堂上0.5寸，第2、3针位于两侧阳白上0.5寸。智三针、定神针穴组均位于督脉和足少阳胆经上，针刺两穴组既可通过督脉调节元神，又可疏泄胆经经气、调畅情志。素髎、水沟也是督脉腧穴，有较强的开窍醒神功效。三阴交为足三阴经交会处，针刺三阴交可疏通足三阴经的经气，调节脾、肝、肾三脏功能，发挥补益阴血的作用。四关是双侧合谷、太冲的合称，两穴配合具有开通气血、疏肝解郁的功效。神门属于手少阴心经，内关属于手厥阴心包经，均通过经络与心和心包联络，针刺两穴可起到调节心神的作用。三阴交、四关、内关、神门是调神针法组成中基于脏腑与神志关系设立的取穴。申脉、照海是针灸临床常配合使用的穴对，分别与阳跷脉、阴跷脉相通，两脉循行可分别达到目外眦和目内眦。针刺申脉、照海可平衡阴阳、镇静安神，还可治疗眼部疾患。

经过长时间的临床实践，调神针法取穴得到了进一步发展，临床应用得到了扩展。

1. 调神分主辅，临床应用更具针对性

调神针法取穴在原有基础上发展出调神为主与调神为辅两种取穴思路。调神为主的穴组为四神针、神庭、印堂、三阴交、四关、申脉、照海、内关、神门、百会、水沟、素髎，其中为四神针、神庭、印堂、四关、三阴交、申脉、照海的使用频率较高。调神为主的取穴思路主要用于患者有神志异常或因神志异常引起躯体不适以及患者需要通过调神缓解原发病部分伴随症状的情况。调神为辅的穴组为头部督脉排针，主要用于治疗躯体不适导致的神志异常。调神为辅取穴思路的创新，极大地扩展了调神针法的应用范围。

2. 取穴更精简，突出督脉调神作用

与调神针法初步总结时提出的穴组相比，调神为主的取穴思路是对原取穴的沿袭和精简，即将智三针精简为神庭，定神针精简为印堂。头部督脉排针是庄礼兴教授在临床实践中总结而成的经验用法，是调神为辅治疗思路中发挥调神作用的取穴，意在通过调节头部督脉经气，收获调畅神志的功效。其理论基础源于明代杨继洲提出的"宁失其穴，勿失其经"，突出经脉主病的重要性；现代针灸学家梅健寒也将经脉循行和腧穴主治的规

庄礼兴针灸特色学术经验

律总结为"腧穴所在，主治所及""经脉所过，主治所及"，后一条规律也强调了经脉主病的重要性。经络是运行气血、沟通脏腑及全身的通道，具有"线"的特点。头部督脉排针着眼于调节头部督脉经气的运行，通过经络腧穴的近治作用发挥调节脑部气机、调节神志的功能。头部督脉排针可在督脉的头部腧穴位置上取穴，庄礼兴教授常用印堂、神庭、上星、前顶、百会、后顶、脑户等穴，但他更强调重经不重穴的取穴方法，即沿头部督脉针刺2～3针，前后2针之间间隔2～3寸，患者仰卧时，医者主要在其前额至头顶部督脉上进行针刺，俯卧时在头顶至后发际线督脉上进行针刺。

庄礼兴教授强调督脉调神的作用。首先在结构上，督脉与脑有密切的联系；在功能上，督脉为阳脉之海，正常的"神"的维持离不开阳气的作用。目前已出土的文物和传世中医经典记载都表明督脉与脑有十分密切的关系。如四川绵阳双包山汉墓出土的"涪水经脉木人"已有督脉循行路线的绘制，其头部循行路线从鼻尖中央开始，经过鼻部、额部、头顶部至项部。《灵枢·营气》记载督脉循行"上额，循颠，下项中"，《素问·骨空论》记载督脉"与太阳起于目内眦，上额交颠上，入络脑，还出别下项"。《难经·二十八难》记载督脉"并于脊里，上至风府，入属于脑"。可见，督脉与脑有直接的络属关系。

《素问·生气通天论》记载的"阳气者，精则养神，柔则养筋"，提示"神"需要阳气的温养。《灵枢·经脉》记载："督脉之别，名曰长强……实则脊强，虚则头重，高摇之，挟脊之有过者，取之所别也。"《难经·二十九难》记载："督之为病，脊强而厥。"西晋《脉经》记载："尺寸俱浮，直上直下，此为督脉，腰背强痛，不得俯仰，大人癫病，小人风痫疾。"明代《针灸大成》记载："人病脊膂强痛，癫痫，背心热，狂走，鬼邪，目痛，大椎骨酸疼，斯乃督脉起于下极……而生是病。"可见，阳气温煦功能正常则神智清明、精力充沛、肢体运动灵活；阳气升发太过会引发"煎厥"或"薄厥"一类昏厥的症状；阳气升发不及，脑髓不满，则"神"失所养，引起耳鸣、头倾、目眩的症状；阳气异常还可产生"狂""惊骇"等神志异常的病证。督脉为"阳脉之海"，具有统摄一身阳气的作用，针刺督脉可调节一身之阳气，从而起到调神的作用。另外，督脉 28 穴中与神志病有关的腧穴有 21 个，占督脉腧穴总数的 3/4，可见督脉与神志的关系十分密切。

现代针灸基础研究也观察到，针刺督脉穴可影响与情绪、认知有关的脑区功能。如在血管性痴呆患者常规治疗的基础上针刺百会穴，可以提高脑部额叶、丘脑、尾核、小脑的葡萄糖代谢；针刺百会、水沟、神门，可提高血管性痴呆患者双侧脑豆状核葡萄糖代谢水平；针刺大椎、百会、颈夹脊穴，可激活外侧面前额叶皮质、颞上回、颞中回等脑区，这些脑区与运动、认知均有一定联系；电针大鼠百会、神庭可减轻大鼠的海马损伤，从而改善其抑郁症状。

调神针法取穴精简，还体现在庄教授对于左右对称的取穴通常使用单侧。如调神为主取穴中的四关、改善睡眠状态的申脉－照海穴组仅使用单侧或上下肢左右各一针。庄教授总结其多年临床经验认为，一些调理脏腑功能的腧穴并非双侧取穴疗效更优，由于针刺也可以看作一种刺激，患者在接受针刺治疗时，实际上存在一定程度的紧张情绪。对于需要调神针法治疗的患者来说，其本身已经存在神志异常，减少针刺引起的紧张情绪十分重要。单侧取穴减少患者每次针刺的数量，从而能够减少患者疼痛和紧张情绪持续的时间，对于保证调神针法的疗效十分必要，对于节约医疗成本也有帮助。

庄礼兴针灸特色学术经验

中医理论认为，神志除与脑相关外，还与脏腑相关，如五神、五志、七情可配属五脏。庄礼兴教授调神针法突出督脉调神的作用，也注重五脏与神志的关系。如调神为主的取穴中，三阴交、四关、神门、内关是基于神志与脏腑关系的取穴。三阴交为脾、肝、肾三经交会，脾、肝、肾三脏与阴血生化、藏泻有关，针刺三阴交可调整三脏功能，收获补益阴血的功效，主要用于治疗阴血亏损引起的失眠。四关是两侧合谷、太冲的合称，具有疏肝解郁、通调气血的功效。神门属于手少阴心经，心主神明，神门有养心安神的功效。内关属手厥阴心包经，心包经原名"心主"指"心"，《灵枢·经脉》对其主病记载为"是动则病……心中憺憺大动，面赤目黄，喜笑不休"，《黄帝明堂经》记载内关可用于治疗"心澹澹而善惊恐，心悲"。庄礼兴教授根据古籍记载并结合临床实践认为，内关穴主要起重镇安神的作用，对于有惊恐、惊悸症状的患者可酌情使用。

庄教授埋线治疗癫痫也基于调神为主的取穴思路，是其调神针法临床应用经验的重要组成部分。癫痫病机与脑、心、肝、脾、肾相关，主要是风、火、痰、瘀壅塞脑部经络，致使脑部气机逆乱、元神失控而发病。庄教授临床常使用背部督脉腧穴与脏腑背俞穴等穴位埋线治疗癫痫，不拘泥于督脉或脏腑一端，常用的取穴有大椎、癫痫、厥阴俞、心俞、肝俞、脾俞、肾俞、丰隆、臂臑。大椎、癫痫为督脉腧穴，两穴通调督脉经气以调节脑部气机，从而可调节神志。癫痫穴是庄教授治疗癫痫的常用穴，古籍对癫痫穴的定位有多种记载，庄教授取大椎与长强连线的中点作为癫痫穴的定位。脏腑背俞穴可根据脏腑失调的情况酌情使用，其中厥阴俞功效与内关相似，有重镇安神的作用。丰隆降浊化痰；臂臑是治疗癫痫的经验要穴。

（于珺）

（三）临床操作

调神针法的临床操作受司徒铃教授针灸手法的影响，强调得气是针刺取效的基础，针刺补泻必须在得气的基础上进行。针刺得气时，患者局部有酸、胀、沉、重等感觉，或有循经传导的感觉，医生手下当有"如鱼吞钩"的感觉。如果针刺之后未能得气，则应行针催气或留针候气。得气后当使气至病所，调神针法的实际操作中，庄教授常用调节针刺方向以及刺手、押手配合的方法促进气至病所。如针刺三阴交治疗神志异常引起的月经不调时，为引导经气由下肢到达小腹，庄教授常使毫针针尖向上进针，并以押手按压三阴交下端部位，阻止针感向下传导，从而促进针感沿下肢由下往上向小腹传导，达到气至病所的目的。

得气、行气后可根据正邪虚实施行适当的补泻手法，无明显虚实偏向或病机为经脉气乱的则行导气同精法。庄教授在调神针法的临床应用中提倡补泻手法应具有临床实用性、可操作性，主要采用徐疾补泻、提插补泻相结合的手法，也使用迎随补泻、捻转补泻手法。与教材中的补泻手法稍有不同，调神针法的补法要求重按、轻提、徐入；泻法要求轻按、重提、徐出。迎随补泻常在四神针的针刺方向上有所体现。四神针针尖均朝向百会穴，可聚神、守神，为补法；针尖均背离百会穴可散神、开窍，为泻法。

调神针法头部取穴均采用1寸针平刺，尽量快速、无痛地进针，得气后留针或接电针机，治疗时间为30分钟，电针常用取穴为四神针、神庭、印堂以及头部督脉排针。头部取穴接电针时通常选择疏密波，根据患者需要调节电针频率。留针的穴位每5～10分钟用捻转手法行针1次，捻转频率约200转/分。头部以外的取穴，选取适当长度的毫针，按照常规针刺操作，结合辨证酌情选用补泻手法。

庄礼兴教授在应用调神针法时注重配合导气同精的手法，所以导气同精法可以作为调神针法其中一种"术"去理解。导气同精法来源于《内经》，《灵枢·五乱》云："五乱者，刺之有道乎？……徐入徐出，谓之导气；补泻无形，谓之同精。"导气同精法是用来治疗清浊、营卫相逆的五乱病证的一种特殊针法，有别于常见的补泻针法，其意在调和其逆乱之气，使之归于正常。营卫气机逆乱所生病，非虚非实，主要在于调整阴阳，使营卫各归其位，分清泌浊，故不用补泻手法，而重在导气，使之得气，气至病所，强调"气至而有效"。庄教授在《灵枢·五乱》及东垣针法的基础上，更加灵活地运用了导气同精手法，治疗营卫不和，阴阳失调，气机不畅各类病证。

操作时，庄教授强调应"徐入徐出"，即进针退针的速度为6次/分，穴位不分层次，重在指下用力，进退针时可以略为弯曲针身，增强得气感。"得气"后，可以暂停运针，但指不离针，仍能达到得气的目的。"补泻无形"在于该针法不是补泻手法，亦不是平补平泻，而是使营卫之气协调，以达"阴平阳秘"。提插过程医者缓慢进针、退针，"意在针下，手如握虎"；患者集中精神体会针感，若能做到"两神合一"，医者针下有"如鱼吞钩"，患者有酸麻重胀感，并向患处放射，达"气至病所"，则疗效最佳。

在治疗三叉神经痛、舌咽神经痛等疾病时，庄教授善于在合谷处行导气同精手法，使患者针下酸胀感从合谷穴循经传导至手臂、肩部甚至对侧口鼻旁、面部，可使疗效增强。在治疗卒中后真性球麻痹时，在通里和太溪行导气同精法，可导经气循心、肾二经直上充达于咽喉，治舌下经络气血之乱，促使患者恢复正常的吞咽功能。在治疗宫内恶露不尽时，于关元、中极行导气手法，使气至病所，达到任脉通畅，胞宫气旺，残留物及恶露等浊气下行的治疗目的。

调神针法渊源于《灵枢》的针灸调神思想，庄礼兴教授传承应用了靳三针疗法的调神组穴，将之应用于各类疾病，充分发挥了针灸理、法、方、穴、术的诊疗特色。

庄礼兴教授在调神针法的应用中也十分注重毫针针刺与灸法、耳穴等其他疗法的配合使用。耳穴疗法是调神针法中除毫针疗法以外使用最多的疗法，主要适用于精神、神经类疾病。这类疾病多属于调神为主治疗思路的应用范畴，常配合调神针法使用的耳穴有交感、缘中、神门、皮质下、心、肝、肾。交感、缘中、神门、皮质下均有调节神经功能的功效，如镇静安神、止痛；心、肝、肾则与神志异常的脏腑病机有关。

灸法也是配合调神针法使用的疗法。灸法可分为隔物灸、悬灸、压灸、温针灸等，前两者较常用。隔物灸主要是隔姜灸，用于面瘫病日久的患者。此类患者久病耗气伤血、面部脉络瘀阻，若继续采用电针治疗易引起面肌痉挛，采用隔姜灸患侧面部可起到温通面部经络、益气活血的作用。治疗病程较长的面瘫病时，隔姜灸与皮肤针叩刺患侧面部可交替使用。

悬灸的主要部位是督脉，如悬灸头颈部督脉改善项强、悬灸腰骶部督脉改善腰脊强痛症状，尤其是伴有畏寒症状的患者可使用灸法。庄教授针灸并重的理念源自对司徒铃教授"必也药与针灸俱通，始可与言医已矣"理念的继承。司徒铃教授总结了使用灸法应遵循的三大原则，即"寒证宜灸""陷下则灸之""针所不为，灸之所宜"。压灸百会治疗眩晕，尤其是梅尼埃病是司徒铃教授灸法应用的重要经验，是对"陷下则灸之"的具体运用。

配合调神针法使用的皮肤针疗法主要有两种：叩打全头部和循经叩打。皮肤针叩打全头部主要用于有精神紧张表现的睡眠障碍患者，通过在头皮上进行网状叩打，大面积刺激头皮，从而令患者精神放松，促进睡眠。皮肤针循经叩打主要用于有躯体麻木症状的患者，如中风病、颈椎病、腰椎间盘突出症等患者，庄教授常选取肢体麻木部位的阳经进行皮肤针循经叩打。另外，配合调神针法使用的疗法还包含放血、火罐、火针等疗法。

除了注重治疗过程中针刺联合其他针灸疗法外，庄礼兴教授还在门诊与患者沟通的过程中有意识地结合森田疗法（Morita Therapy）的理念和方法，调节患者心理状态，以提高临床疗效。森田疗法由日本森田正马教授总结自身神经症体验和多年医疗实践后创立，因其临床操作性强、疗效确切，在我国受到的较广泛关注。森田教授认为神经症的发病基础是疑病素质，即对自己的心身过分担心，对不适的体验特别敏感。森田疗法治疗的原则就在于使患者一方面接受当下疾病存在的状态和随之而来的苦恼、焦虑等，另一方面继续正常的生活，建立疾病状态和正常生活的平衡状态。在门诊可以观察到许多接受调神针法治疗的患者存在对疾病的过度担忧，这种过度担忧一方面源于患者本身具有一定程度的疑病素质，另一方面源于对疾病的误解和相关知识的缺乏，这种误解可以来自患者自主的网络检索，也可以来自亲友等的告知。庄教授接诊时结合森田疗法，将疾病的自然过程、适宜的治疗方法、生活注意事项等告知患者，减轻其由于对疾病的知识缺乏而引起的担忧，有助于神志功能的调节。庄礼兴教授还鼓励患者继续工作、生活，可酌情减轻工作、生活中的任务量，从而尽可能地减轻患者由于疾病所致生活世界被破坏的负面体验。

（于珺）

（四）调神针法治疗疑难重症

庄礼兴教授调神针法重在"调神"，所谓"凡刺之法，必先本于神"。"神"乃五脏所藏之精气和经络运行之气血，而非单指"神志"。"调神"即调整脏腑之精气，以调节脏腑功能和调整经络之气血。所以调神针法除治疗焦虑症、抑郁症等神志疾病之外，在一些疑难重症的治疗方面也具有较好的临床疗效。

1. 治疗中风（急性期）昏迷

急性期缺血性或出血性脑卒中所出现的昏迷状态往往较为危重，及时促醒，避免对中枢神经的进一步损伤具有重要的临床意义。中风昏迷的病位在脑，病因为"风、火、痰、瘀"，其病机为窍闭神匿，神不导气，治则为通督调神醒脑。故庄教授取百会、四神针、人中（或素髎）、合谷、太冲等穴位进针，进针得气后，头部穴位行捻转手法，约200转/分；人中或素髎强刺激至患者双目含泪；合谷、太冲行提插泻法。通督调神醒脑能缩短患者昏迷时间，可有效改善其预后和促进康复。

2. 植物状态下的促醒

通督调神促醒在患者植物状态下的应用也具有较好的临床疗效，庄教授常取四神针、神庭、素髎、合谷、太冲进针得气后，合谷、太冲行提插泻法，头部穴位接通脉冲电针机，选用疏密波以加强刺激。庄教授曾协助治疗一位因脑外伤昏迷的患者，除针刺外，结合中药，通过胃管鼻饲，中药以醒脑开窍为主并加入麝香0.2g，促醒效果甚佳。有学者针对昏迷患者采用头部加电提出质疑，认为此法易导致癫痫发作。对此，庄教授根据临床经验认为对于植物状态的患者，促醒是第一要务，促醒之后再根据患者是否发生癫痫进行后续治疗。

3. 治疗运动障碍性疾病

运动障碍性疾病又称锥体外系疾病，是一类以随意运动迟缓、不自主运动、肌张力异常、姿势步态障碍等运动症状为主要表现的神经系统疾病。其主要包括帕金森病、原发性震颤等以震颤、肌强直、动作缓慢为主要表现的疾病，以及梅杰综合征、痉挛性斜颈、抽动症等以眨眼、噘嘴、痉挛斜颈、抽动为主要表现的疾病。运动障碍性疾病病位在脑，表现为痉挛、抽搐或瘛疭，《素问·生气通天论》提出"阳气者，精则养神，柔则养筋"。此句意为阳气在清静柔和的生理状态下，发挥着内则养神、外则养筋的生理作用，引申可理解为阳气在生理状态下，在内可温煦五脏六腑，在外可温养肢体筋脉，而督脉为诸阳之会，有通阳补阳的作用，故庄教授在临床中常根据患者病位，采取调神针法中督脉经穴配合局部穴位为主的方法来治疗。

4. 治疗各类顽固性痛证

痛证日久迁延不愈，反复发作，患者势必出现不同程度的抑郁或焦虑情绪，属于"身心疾病"，在治疗躯体疼痛前提下，再予调神针法，效果明显。如顽固性头痛、三叉神经痛、带状疱疹后遗神经痛等痛证，庄教授常在对症取穴治疗的基础上，加神庭、印堂、素髎、四关，并配合导气同精手法，即时止痛效果明显。例如带状疱疹后遗神经痛，针刺取相应肋间神经的夹脊穴、肋间神经排针，再加上调神针法，疗效显著。

调神针法在临床中的应用不仅是"身心疾病"，由于其对脏腑功能有整体调节作用，所以对于各类病位在脑、与"神"有关的疑难重症也具良好的临床效果，值得同道共同挖掘和探讨。

（范靖琪）

三、巧用埋线疗法

有感于现有西药治疗难治性癫痫的局限性，庄礼兴教授从中医经典出发，对治疗癫痫的穴位进行了优化组合，并结合埋线特色疗法，在常规药物治疗的基础上，应用于难治性癫痫病例，取得了肯定的临床疗效。庄教授提出了癫痫发生和进展的细胞凋亡机制假说，在此基础上结合抗癫痫药物治疗难治性癫痫，能有效控制其发作频率和程度。依托 2003 年国家中医药管理局课题"穴位埋线疗法治疗全面发作性癫痫临床研究"，课题组在大量临床观察中得到良好反馈并创立穴位埋线疗法治疗癫痫的规范方案。该规范方案操作简单，能有效控制难治性癫痫的发作频率及程度，并降低常规西药治疗的副作用，体现中医针灸疗法的增效减毒优势。常可见到全国各地的癫痫患者及家属慕名来庄教授门诊求诊。该疗法在广州市中医医院、原广州军区总医院等多中心推广及得到临床验证，疗效肯定。该项技术已经作为中医适宜诊疗技术由国家中医药管理局进行全国推广，并拍摄了技术操作视频和临床示范主题片，为教学、临床示范推广使用，并已推广至全国多家医院，改善了千万患者的生存质量，产生了较好社会效益和经济效益。

1. 取穴规律

依据癫痫的主要病机，治疗以调理脏腑、燮理阴阳、息风化痰、降火安神为主，取督脉穴及足太阳膀胱经背俞穴为主，常用穴位有大椎、心俞、肝俞、胆俞，以及经验穴臂臑、癫痫、丰隆等。

辨证配穴：肝火上炎型加胆俞，风痰阻络型加风池，瘀血内停型加膈俞，心脾两虚型加脾俞，肾精不足型加肾俞。

2. 长期规范治疗

通常将主穴分为两至三组，交替使用。发作较频繁者，2周埋线1次。病情基本控制后，逐渐减少至1个月埋线1次。发作频繁者初时多配合抗癫痫药，庄教授强调治疗难治性癫痫需规范用药，不可贸然自行减药或停药。

3. 改良埋线技术

较早期的埋线疗法需用局部麻醉药、腰椎穿刺针，创伤较大，庄教授带领团队经过反复试验，改良了埋线法。现只需普通一次性注射针头，将可吸收手术缝线推入穴位，操作简便，创伤极小。在研究过程中，庄教授带领的团队已申请了埋线针头、羊肠线的国家发明专利。

4. 采用穴位埋线治疗难治性癫痫

难治性癫痫多为继发性癫痫，常见于脑外伤、脑出血、脑肿瘤手术后。其病机为心、肝、脾、肾脏腑气机失调，风、火、痰、瘀邪气壅塞脑络，以致脑府气机逆乱，元神失控。一般规范性的药物治疗往往难以控制病情，因此本病一直是困扰临床医生的难题。《灵枢·终始》云："久病者，邪气入深，刺此病者，深内而久留之。"难治性疾病是邪气深入所致，针灸治疗需深刺而久留针。故庄教授采用穴位埋线法，通过机体对羊肠线的吸收以加强对穴位的刺激。组穴上庄教授常以督脉和膀胱经背俞穴为主，如大椎、癫痫穴以通督脉、醒脑神，心俞、肝俞、脾俞、肾俞以调节脏腑功能，臂臑为抗癫痫经验穴，根据患者具体情况灵活应用，共奏通督调神、醒脑平痫之效。

（谢晓燕）

四、拓展岭南灸法及天灸疗法

岭南地区虽气候炎热潮湿，但自古对灸法的应用内容却非常丰富。晋代葛洪已用发疱灸截疟，唐代孙思邈在《千金要方》中记载吴蜀之人用瘢痕灸预防"瘴疠温疟"，宋元以来，岭南地区用针灸治疗瘟疫的记载日益丰富，如今灸法在岭南使用十分广泛，且发展形成了具有岭南特色的灸法。

庄礼兴教授攻读研究生期间曾师承岭南名家司徒铃教授、靳瑞教授，继承"针所不为，灸之所宜"的学术思想，坚持针灸并重理念，总结发展岭南灸法，扩展岭南灸法的学术内涵与应用范围，临床上善用天灸疗法冬病夏治、百会压灸治疗颈性眩晕、隔姜灸治疗顽固性面瘫、麦粒灸治疗痉挛性偏瘫，并指导研究生利用数据挖掘技术等现代研究手段总结隔姜灸文献研究，总结其应用规律、治疗优势等。

（一）运用岭南特色灸法治疗慢性疑难病

灸法，是用艾绒或其他药物放置在体表的穴位或部位上烧灼温熨，借灸火的温和热力以及药物的作用，通过经络的传导，起到温通经络、扶正祛邪作用，达到治病和保健目的的一种外治方法。汉代许慎《说文解字》说："灸，灼也，从火（音'久'）。灸乃治病之法，以艾燃火，按而灼也……刺以石针曰砭，灼以艾火曰灸。"

《灵枢·官能》说："针所不为，灸之所宜。"《医学入门》道："药之不及，针之不到，必须灸之。"庄教授认为，对于针刺临床效果不佳的疑难杂病，灸法待之可奏效。《孟子·离娄》云："今之欲王者，犹七年之病，求三年之艾也。"临床上急性病、时病，以实证居多，多用针法；慢性病，疑难杂症，因其病程较长，以虚证居多，多用灸法。

1. 灸法分补泻

《灵枢·背腧》中已有对艾炷灸补泻的记载："以火补者，毋吹其火，须自灭也；以火泻者，疾吹其火，传其艾，须其火灭也。"《针灸大成·艾灸补泻》篇则对古人的补泻方法做了更详细的说明和补充，指出："以火补者，毋吹其火，须待自灭，即按其穴；以火泻者，速吹其火，开其穴也。"这是用艾灸吹火与不吹火、按其穴与不按其穴的方法来区别补泻。《外台秘要》中有"凡灸有生熟，候人盛衰及老少也。衰老者少灸，盛壮者多灸"的记载。庄教授强调，在临床上，治疗实证、标证，如大偻、脱证等，多采用大艾炷、直接灸、铺灸，快速燃烧；治疗虚证、本证，如面瘫后期、保健灸等，多采用小艾炷、间接灸、隔物灸，缓慢燃烧。

2. 灸法可用于热证

对于热证禁灸与热证可灸，自古以来一直存在着争议。《内经》中并无热证禁灸之说，只是提出了灸法的适应证。《伤寒论》中描述火疗法变证和禁忌的条文，成为"热证禁灸"观点的起源。后世许多医家，如沈括、张从正、汪机等皆推崇此说，清代王孟英更是提出了"灸可劫阴"之说。对于热证用灸，后世也有不少论述。《理瀹骈文》中提道："若夫热证可以用热者，一则得热则行也，一则以热能引热。使热外出也，即从治之法也"。金元四大家之一的朱丹溪，不仅提倡热证用灸，而且从理论上予以阐发，他在《丹溪心法》中说："火以畅达，拔引热毒，此从治之义。大病虚脱，本是阴虚，用艾灸丹田者，所以补阳，阳生阴长故也。"及至近代，许多医家仍竭力主张灸法可用于邪热内盛的实热证及阴虚阳亢的虚热证，其中以魏稼、周楣声为代表。

庄教授认为，《伤寒论》出自特定的时代，当时的火疗法盛行，包括火熏、热熨、温针、烧针等方法，或由于操作不当，或由于辨证失误，造成了热证用火疗法后产生发黄、神昏谵语、惊狂、便血、口干、舌烂、烦躁等变证，从而加重病情。我们应客观地看待《伤寒论》中的火疗法，以及火逆证和热证禁灸之说，不可拘泥于"火气虽微，内攻有力，焦骨伤筋，血难复也"的条文，但是也不能一味地提倡热证用灸。"盛则泻之，虚则补之，热则疾之，寒则留之，陷下则灸之"乃临床辨证施治准则。临床必须仔细观察，反复推敲，分清寒热虚实而治之，方能应手随心获奇效。热证可灸与否，须从临床实践中进行验证。

3. 压灸百会穴治疗眩晕病

此法是庄教授继承广东省名中医司徒铃教授多年积累、行之有效的经验。方法是将艾炷做成小花生米或黄豆大，在百会穴上涂以万花油，将艾炷置百会穴上，用线香点燃，待患者有灼热感时，用准备好的一段清艾条将艾炷压熄，让热力向四周放散，连续灸5～7壮。庄教授认为，百会在颠之正中，别名三阳五会，属督脉；督脉总督全身之阳气，统帅诸经，使脉道通利，清阳得升，气血上注于头。《针灸大成》说："百会……主头痛目眩，百病皆治。"艾炷灸百会可振复阳气、补益脑髓、升清降浊、温经活血，为治疗眩晕之要穴，配以独特的压灸方法，更能振奋阳气、散寒化湿、醒脑开窍。温通经脉、祛风通痹，与针法同样有随经感传现象，若能使温热感随经传导，效果更佳。该法对椎动脉型颈椎病、梅尼埃病引起的眩晕效果较好，尤其对不明原因的眩晕疗效显著。因女性患者头发较多，操作不方便，庄教授在临床上将这种方法进行了改良，采用温针百会穴或温灸百会穴：在百会穴以 1～1.5 寸针操作，将艾段（约 2cm）置于针柄，温针灸 2～3 壮，或用温灸盒套在头顶百会穴处，温和灸 30 分钟。庄教授强调从辨证与辨病结合着眼，佐以针刺风池穴及颈段夹脊穴，治疗期间配合加强颈部功能锻炼以活血祛瘀、温经通络，两者相得益彰，效果更佳，有明显改善肝肾亏虚、气血不足及督脉阳气虚衰的作用，疗效肯定。

4. 隔姜灸治疗顽固性面瘫

顽固性面瘫通常是指面瘫患者经过 3 个月以上的治疗后，仍留下如眼睑闭合不全、口角歪斜、面肌痉挛等后遗症，是临床顽症之一。本病多因病情严重、失治误治、年老体虚等引起。在多年的临床实践中，庄教授认为，面瘫起初多为实证，易治愈；久病不愈，多表现为虚证，此时若继续用电针，不仅给患者带来更大的痛苦，也势必耗气伤血，且易引起面肌痉挛。庄教授主张采用隔姜灸，认为生姜具有辛温发散、祛风散寒之效，艾绒性温，药性入经络。此法一可减轻患者痛苦，二可灸药并用提高疗效。隔姜灸，在明代杨继洲的《针灸大成》中即有记载："灸法用生姜切片如钱厚，搭于舌上穴中，然后灸之。"现代由于取材方便，操作简单，已成为最常用的隔物灸法之一，适用于久病耗气伤血，脉络瘀滞，气血闭塞不通者，此法可温通局部经脉、益气活血。取穴方面，庄教授常取阳白、地仓、颊车、颧髎、下关等，疗效显著。

5. 督脉灸治疗强直性脊柱炎

督脉灸是以《素问·骨空论》中"督脉生病治督脉，治在骨上"和《素问·调经论》中"病在骨，焠针药熨"为理论基础，集经脉、艾灸、中药治疗作用于一体的中医外治法，也是目前灸疗中施灸范围最大、一次灸疗时间最长的灸法。督脉灸多在督脉及两侧膀胱经第一侧线上治疗，先涂以万花油，再将多汁老姜切成 2～3cm 厚覆于穴位上，用细柔艾绒做成手指大小的艾炷置姜片上施灸，灸7～10壮，从上到下排列。庄教授多用督脉灸治疗强直性脊柱炎，改善颈、胸、腰、骶段僵硬、活动困难的症状。

庄教授认为，强直性脊柱炎症状颇似《素问·痹论》中"尻以代踵，脊以代头"的描述，颈、胸、腰、骶段僵硬、活动困难类似《素问·长刺节论》"有痛在骨，骨重不可举，骨髓酸痛，寒气重，名曰骨痹"的记载，属于中医学大偻范畴。此外，他通过观察发现本病发病部位多在脊柱、腰尻。腰为肾之府，腰以下为尻，亦属肾，病久背脊僵硬、挛痛，筋脉不舒，筋乃肝所主，督脉"循背而行于身后""督脉为病，脊强而厥"，从而认为本病与肝、肾、督脉有关。《素问·生气通天论》中有"阳气者，若天与日，失其所则折寿而不彰"的描述，而督为阳脉之海，阴经通过经别的联系合于相表里的阳经，因此督脉可以沟通全身经络。庄教授常取督脉及其旁之华佗夹脊穴，用大艾炷久灸的方法，加老姜之祛寒除湿，可以激发督阳，使温热之气循经温腹暖背，通达周身，温通经络，对于强直性脊柱炎，颈、胸、腰、骶段僵硬、活动困难等病症有良好效果。

6.麦粒灸治疗硬瘫

麦粒灸方法是广东省针灸大家司徒铃教授多年积累，行之有效的经验。临床常用于治疗中风后痉挛性偏瘫，属于艾灸疗法中小艾炷灸的范围，是用形如麦粒大小的艾炷在穴位上施灸以治疗疾病的一种疗法。南宋闻人耆年《备急灸法》序言说："然而针不易传，凡仓促救人者，唯灼艾为第一。"该书所总结的22则灸法处方大多采用麦粒灸。庄教授临床上常采用非瘢痕灸，即将艾绒做成麦粒大，在井穴和四肢关节周围涂上万花油，防止灼伤及固定艾炷，每次选用2～3个井穴或1～2个关节周围，在患者感觉发热发痛时移去艾炷，每个穴位灸2～3壮。《医宗金鉴》认为"凡灸诸病，必火足气到，始能求愈”，庄教授强调麦粒灸一定要使温热之感透达表层而入里，忌不待其热便急去其火，不能达到治疗的目的。他还十分强调《内经》未病先防的思想，“正气存内，邪不可干”，认为中风患者多元气亏虚，加之外邪乘袭，正虚邪客，内外合邪而发病。阳气既虚，血行不畅，局部经脉缺少血气的正常濡养，则寒邪乘虚袭入，寒主收引，寒邪痹阻经脉，初则关节疼痛，肢体麻木，活动不利，久而出现经脉挛急，关节拘挛难以屈伸。《素问·至真要大论》也说：“诸寒收引，皆属于肾。”庄教授多采用麦粒灸治疗中风后遗症出现的肢体肌张力增高及手指、足趾麻木，取得良好的临床效果。

7. 四花灸治疗顽固性疾病

司徒铃教授善用古法而不拘泥于古法，尤其体现在四花灸的灵活应用上。四花灸法出于《外台秘要》，唐代崔知悌用以治疗精血亏损之骨蒸劳热，取穴用绳量定，方法繁复。后《针灸聚英》定位膈俞、胆俞，左右共四穴，同时用艾炷灸，犹如四朵火花，故名“四花灸”。《难经》云：“血会膈俞。”《循经考穴编》说：“膈俞主诸血证妄行及产后败血冲心，骨蒸咳逆，自汗盗汗……胆俞主胸胁痛，呕吐，口苦咽干，胆家一切证，亦治骨蒸劳热。”明代杨继洲《针灸大成》中也说“四花灸”可“治男妇五劳七伤、气虚血弱、骨蒸潮热、咳嗽痰喘、尪羸痼疾”。清代吴亦鼎《神灸经纶》说：“夫灸取于火，以火性热而至速，体柔而用刚，能消阴翳，走而不守，善入脏腑。”庄礼兴教授博览众家之长，结合自己的临床体会，认为“四花灸”不仅发挥了背俞穴的经穴特性，而且兼具艾灸温热的优点，具有温经通络、健脾益肾、补益气血、除痰止咳等功效，对于虚证、痨瘵、顽疾有良好的治疗效果，可以强身健体，治疗慢性胃肠疾病、各种风湿性关节炎、类风湿关节炎。此外，他还别出心裁地将“四花灸”灵活运用于多类顽固性疾病如痉挛性斜颈、面肌痉挛的治疗中，并取得良好的效果。

8. 温针灸治疗增生性膝骨关节炎

庄教授对于增生性膝骨关节炎常采用温针灸，即膝关节局部穴位针刺，针柄上套上约2cm长的艾段，连续烧2壮，使温热之感从针柄缓缓传至穴位深处。他指出临床上凡遇阳气衰弱、沉寒痼冷、各类厥证，单纯使用针法往往获效甚微，需灸法或针灸并用才能担此重任。

此法始见于东汉张仲景的《伤寒论》，兴盛于明代，明代高武之《针灸聚英》及杨继洲的《针灸大成》均有载述："其法，针穴上，以香白芷作圆饼，套针上，以艾灸之，多以取效。"增生性膝骨关节炎属中医学骨痹的范畴，《素问·痹论》"所谓痹者，各以其时，重感于风寒之气也"和《类证治裁·痹症》"诸痹……良由营卫先虚，腠理不密，风寒湿乘虚内袭，正气为邪所困，不能宣行，因而留滞，久而成痹"，都明确提出骨痹多因寒冷、元气亏虚等引起。庄教授认为此病多发于中老年人，多因中老年人长期劳损，肝肾气血亏虚，筋骨失养，风寒湿邪内侵，凝滞经脉，痹阻筋骨所致。唐代孙思邈《千金要方》云："其有须针者，即针刺以补泻之；不宜针者，直尔灸之。此为良医。若针而不灸，或灸而不针，皆非良医也。"

（袁菱梅，李艳明）

（二）优化创新岭南天灸疗法

天灸疗法是中医学外治法之一，以经络理论为基础，加之药物的治疗作用具有适应范围广、方法简便、疗效快捷、使用安全等优点。"岭南天灸"是在岭南地区独特的自然和历史文化条件下发展起来的天灸流派，历

庄礼兴针灸特色学术经验

史悠久，民俗传统深厚，已被列入广东省级非物质文化遗产名录。

庄礼兴教授继承针灸名家司徒铃教授、靳瑞教授三伏天穴位敷贴防治支气管哮喘等疾病方面的学术思想和临床经验，建立天灸疗法课题组，他带领的科研团队在穴位选择、药物的筛选这两个技术要点上有新的突破，于2003年、2010年先后完成广东省科技厅科研课题"改良天灸止喘贴治疗哮喘疗效及机理研究""基于析因设计的天灸防治支气管哮喘优化方案研究"。科研团队结合中医学冬病夏治理论及循证医学理论，从临床研究和实验机理两大层面研究三伏灸作用机制，采用辨证选穴，根据虚实、寒热等个体化进行贴药治疗，为进一步推广应用本法提供了理论依据，在筛选药物、改良剂型、精化穴组、疗效评价和三伏天灸的时效关系等方面创新突破，完成省部级科研课题2项、省级成果登记1项。改良的岭南天灸疗法具有重大的理论价值和经济效益，应用于临床即受到群众青睐。近年来，广州中医药大学第一附属医院每年参与天灸就诊人数达2～3万人次。庄教授还积极支援广东省多家地级市中医院开展天灸诊疗活动，带领团队通过学术报告和媒体宣传等形式，将天灸疗法最新成果带到基层，体现了其注重临床实干的敬业精神。

庄教授认为，岭南天灸疗法不同于传统天灸者有三：一是平常天灸，二是辛日施灸，三是辨证取穴。他通过临床观察发现，日常时间进行天灸贴药治疗，同样可以获得较好的疗效，日常时间以辛温走窜的药物贴敷于对证精选的穴位，亦可通过穴位和药物的协同作用而取效，虽因缺少三伏天时自然界旺盛阳气的辅助而疗效稍逊于三伏天灸，但其简单方便、疗效确切、无创无痛，因而被广大患者所接受，值得临床推广应用。同时，庄教授对庚日施灸和辛日施灸的疗效进行了观察研究，根据天干与脏腑、经络相配属的关系，"庚属大肠辛属肺"，"辛日"直接属肺，治疗与肺相关的呼吸系统疾病如支气管哮喘等的效果不亚于庚日，是三伏天庚日施灸的很好补充。另外，课题组通过临床大量样本的研究，发现对前来就诊贴药的患者进行虚实证候区分，以补虚或泻实药物和穴位分别进行贴敷治疗，更能体现中医辨证论治、因人制宜、对症下药的特点，疗效更确切。

（谢晓燕）

五、善用岭南特色疗法

（一）岭南火针疗法

岭南火针疗法是一种将特殊针具烧红，迅速刺入人体特定部位或穴位，并迅速退出，以治疗疾病的中医外治技法。本法具有"温、通、补、清、消"的作用，是中华民族将火与工具结合治疗疾病的智慧结晶。岭南火针疗法具有显效快、疗效好的特点，对岭南地区多种缠绵难愈、症状反复的奇难杂症，如急性带状疱疹、带状疱疹后遗神经痛、慢性湿疹、神经性皮炎、脚气病等，均有良好的疗效。

庄礼兴教授承前启后，结合岭南气候及岭南人的体质特点，形成独具特色的岭南火针疗法，从"以热引热""火郁发之"立论，用于治疗因热毒内蕴、湿热内阻、虚火内盛所致的皮肤疾病，如带状疱疹、单纯疱疹、口疮等，收到显著的临床疗效。每年庄教授所在的针灸科门诊开展火针治疗带状疱疹、痛证患者逾万人次。目前岭南火针疗法已入选广州市及广东省非物质文化遗产代表项目名录。

（二）岭南挑针疗法

挑针疗法，是通过使用特制针具在人体皮肤局部反应点或穴位迅速、轻微、连续地挑刺皮肤或挑断皮下纤维，以治疗疾病的一种外治疗法，也称针挑疗法，或称挑刺、挑治。

挑针疗法起源于"砭石"，庄教授继承司徒铃教授、张家维教授的临床挑针疗法经验，改革挑针针具以适应临床操作及治疗，创新了多种挑针方法。他在辨病辨证取穴的基础上，以局部反应点、阿是点以及辨证取穴作为挑针部位，扩展了挑针治疗的疾病谱，在岭南地区推广应用，形成具有鲜明岭南特色的挑针疗法。

（谢晓燕）

六、妙论干针疗法

随着"干针疗法"的兴起，针灸界中对"干针"的临床使用问题成了讨论热点。

（一）干针疗法的概念

干针疗法是近年来在西方国家新兴的一种针法，是用针刺激皮肤下的肌筋膜激痛点、肌肉、结缔组织，以治疗肌肉性疼痛与运动损伤的一种方法。

所谓激痛点，按照 Dr.Travell 的说法，是在 144 块肌肉上的 255 个痛点（不是完全固定的点），这些激痛点必须具备 4 个条件，即肌腹上 tender points（压痛点）、是紧张带 nodule（结节）里的点、手捏式针刺引发痛觉传导播散、通过手捏式针刺可诱发 local twitch responses（扎跳）。

激痛点近似传统针灸的阿是穴，但又不完全是阿是穴。阿是穴，又名不定穴、天应穴、压痛点，唐代孙思邈《千金要方》最早提出："有阿是之法，言任由病痛，即令捏其上，若里当其处，不问孔穴，即得便成痛处，即云'阿是'。"

更准确地讲，传统针灸的阿是穴，既可以是病痛的局部，也可以是远离病痛的部位。如腹痛（阑尾炎）可以在足阳明胃经上的足三里穴下 2 寸找到压痛点，胆囊炎可以在足少阳胆经的阳陵泉下 2 寸找到压痛点，分别称为阑尾穴和胆囊穴。阑尾穴和胆囊穴属经外奇穴，实际上就是阿是穴

（"按之痛，针之快"）。再如，《灵枢·五邪》说："邪在肺……取之膺中外腧，背三节五脏之旁，以手疾按之，快然，乃刺之。"此处的"膺中外腧"也是阿是穴（"按之快然"），可见，阿是穴的分布并不完全在病痛局部。

（二）干针疗法主治范围比阿是穴主治范围局限

《黄帝内经太素》说："筋者，无阴无阳，无左无右，以候痛也。"这是说，治疗经筋病，以痛为输。"以痛为输"出于《灵枢·经筋》"以痛为输，燔针劫刺"，主要是指对经筋病可用火针治疗。经筋是什么？经筋是经络系统的组成部分，是十二经脉元气结聚散络于筋肉关节的体系，经筋的作用是"主束骨而利机关也"，经筋为病多表现为转筋、筋痛、关节及肌腱疼痛，与西医学的运动系统关节、肌腱、筋膜组织相似。汉代许慎《说文解字》谓"筋者，肉之力也"，意指能产生力量的肌肉，与现代解剖所说的"肌腱"基本一致，也与干针疗法所称的皮肤下的肌筋膜痛点相似。因此，从这个角度来讲，干针疗法的主治范围与经筋病相似，主要以"以痛为输"找痛点，主治范围较局限，在内科疾病中的应用具有一定局限性。

传统针刺治疗中，阿是穴的分布既可以是经络以外的部位，也可以是十四经上的部位。经络"内联脏腑，外络肢节"，因此，阿是穴既可以治疗局部病痛，又可以治疗内科疾病，主治范围更广。

（三）干针疗法在治疗痛证上起补充作用

传统针灸学理论是建立在中医理论基础上，首先用四诊八纲明确诊

庄礼兴针灸特色学术经验

断，然后辨证取穴，在针刺过程中讲究"守神""得气"，根据虚实施以补泻手法，在取穴方面有经穴、经外奇穴、阿是穴。临床上阿是穴使用较少，因为传统针灸讲究经络腧穴的作用，多数是辨证、辨经取穴，偶尔针对疼痛部位取阿是穴。"干针"建立在西医解剖学基础上，作为一种刺激工具，解决或改善扳机点导致的组织延展性受限问题，需结合纠正性训练，改善神经控制模式。传统针灸治疗疾病谱广，广泛应用于内、外、妇、儿各科，干针疗法主要适用于骨骼肌功能失调疾病。因此，传统针灸与干针疗法的理论基础、操作方法、适应证都不同。不过各类痛证（特别是各类肌筋膜炎）在针灸临床中确实占有较大比例，用针灸治疗痛证，效果明显，但仍有较大的提升空间。干针的出现与近年临床常用的针刀、浮针、内热针、银质针一样，都对传统针灸在治疗痛证方面起了不小的补充作用，为针灸医生的临床治疗提供了方法的选择。

由此可见，作为从事中医针灸推拿的临床医生，要有海绵吸水精神，多一分包容，多一分学习，继承传统与学习吸收并举，知己知彼，取长补短，为患者解除疾苦，更好地继承中医针灸并使之不断发扬光大，造福人类。

（张莞岚）

第二部分 ● 临床用药经验

一、善用对药

（一）川芎和天麻

庄教授在治疗头痛、头晕反复发作的颈椎病、高血压病等慢性虚弱病患者时，除运用中药、针灸等方法外，常嘱患者在家炖服川芎天麻鱼头汤，疗效颇著。

川芎，别名山鞠穷、芎䓖、香果、胡䓖、雀脑芎、京芎、贯芎、生川军，主产于四川（灌县）、云南、贵州、广西等地亦产。本品性温，味辛，有活血补血、行气开郁、祛风止痛的功效，适用于各种瘀血阻滞证，可治头痛、头晕、胁痛腹疼、寒痹筋挛、月经不调、经闭痛经、癥瘕腹痛、胸胁刺痛、跌仆肿痛、头痛、风湿痹痛等，如补血活血经典方四物汤中即包含川芎（川芎、熟地黄、当归、芍药）。

《神农本草经》中记载："主中风入脑头痛，寒痹，筋挛缓急，金创，妇人血闭无子。"《雷公炮制药性解》曰："味辛甘，性温无毒，入肝经，上行头角，引清阳之气而止痛；下行血海，养新生之血以调经。"根据目前的药理研究，川芎具有镇痛消炎、抗氧化、抗衰老、抗凝、改善动脉粥样硬化、改善心功能等作用，广泛应用于心脑血管、神经系统等疾病。

天麻，别名赤箭，为兰科植物天麻的干燥块茎。本品性温，味辛，具有息风止痉、平肝潜阳、祛风通络的功效，主治肝风内动引起的惊痫抽搐、眩晕、头痛、肢体麻木、手足不遂、风湿痹痛等。

《雷公炮制药性解》曰："味辛，性平无毒，入肝、膀胱二经。疗大人风热眩晕，治小儿惊悸风痫，祛诸风麻痹不仁，主瘫痪语言不遂，利腰膝，强筋力，活血脉，通九窍，利周身，疗痈肿。湿纸裹煨用，无畏忌，苗名赤箭，主用略同。"现代实验研究表明，天麻有抗癫痫、降低外周血管阻力、降压、降低心率及镇痛抗炎等作用。

庄教授认为，颈椎病、高血压等慢性疾患者，因久病伤本导致气血亏虚，血虚生风，故容易头晕头痛，因此治疗的原则是"治风先治血，血行风自灭"。基于药食同源的思想，他常常推荐患者服用川芎天麻鱼头汤。川芎既能活血补血，又善于走窜祛风，与天麻相配祛头风，同时配以健脑明目的鱼头、滋阴润燥的猪瘦肉，可补益肝肾、滋阴养血，生姜能温中散寒，同时可祛鱼头的腥味，蜜枣养血和中。故此汤有补肝肾、抑肝阳、息肝风、行气补气及养血活血之功。

材料：川芎5g，天麻10g，生姜2片，蜜枣2个，猪瘦肉50g，大鱼头500g，盐适量。

做法：天麻、生姜、蜜枣洗净，猪瘦肉洗净后，切成小块，大鱼头去鳃，洗净，将全部用料放入炖盅内，加适量凉开水，加盖，置锅中隔水炖，武火煮沸后，文火煮1小时，加入少量盐调味。

适用人群：老年人，妇女月经过多，血虚头晕、眼黑肢麻者。用于偏正头痛、紧张性头痛、神经衰弱、后循环缺血及各种不明原因导致的眩晕、颈椎病、高血压病、梅尼埃病、脑动脉硬化等属于气血亏虚、肝阳化风者。

庄教授强调：①用炖盅隔水炖比煲汤更有利于药材药性的保留。②本汤偏于温补，外感风热、血热者慎用。③天麻不宜久煮，天麻的主要成分为天麻素，遇热极易挥发。

【小结】川芎与天麻相配伍，是治疗头痛头晕的经典对药。川芎能活血行气、开郁止痛，且善于上行头目，能引天麻上行；天麻味甘能缓肝急，长于缓肝息风止晕。两药合用，相互辅助，相得益彰。对于临床常见疾病如颈椎病、梅尼埃病、高血压病、偏头痛、紧张性头痛等所致头痛头晕，庄教授在辨证处方中加用对药川芎、天麻，如脾胃亏虚者选用四君子汤加用该对药，颈椎病选用桂枝汤加该对药，常可收获意想不到的疗效。

（周柳，梁诗敏）

（二）千斤拔和牛大力

庄礼兴教授临床上治疗痿证、痹证时，尤擅长运用南药，尤其是肝肾脾虚者，方子上一般少不了"南药两壮士"——千斤拔和牛大力。

千斤拔，别名土黄鸡、金鸡落地、老鼠尾、透地龙，为豆科千斤拔属植物蔓性千斤拔的干燥根（各地地方药材标准选定的品种有差别，但据研究表明，不同品种间成分大致相似，药理作用无明显差异）。因其茎纤细，根直而长，形似老鼠尾，故又名"老鼠尾"。本品性温，味甘、辛，用于风湿痹痛、腰肌劳损、腰腿痛、慢性肾炎、跌打损伤、痈肿、蛇咬伤等，尚可用于妇科多种炎症（如中成药妇科千金片，由千斤拔、金樱根、穿心莲、功劳木、单面针、当归、鸡血藤及党参组成）。

《岭南采药录》载其功效为"祛风去湿。治手足痹痛，腰部风湿作痛，理跌打伤，能舒筋活络"。

现代药理研究显示，其具有抗炎镇痛、抗病原微生物、抗氧化、抗血栓、保护坐骨神经、保护脑组织及类雌激素等作用，临床常用于治疗急性咽喉炎、胃肠炎腹痛腹泻、跌打损伤疼痛、外伤出血和久咳咯血等。

牛大力，俗称山莲藕（广东、广西）、血藤、九龙串珠、甜牛大力、牛古大力（广西）、大力薯（广东）等，为豆科植物美丽崖豆藤的根。本品味甘性平，归肺、脾、肾经，功能补虚润肺、强筋活络，用于病后虚弱、阴虚咳嗽、腰肌劳损，风湿痹痛、遗精、白带等。

《生草药性备要》载其功效为"壮筋骨，解热毒、理内伤，治跌打，浸酒滋肾"。20 世纪 70 年代始作为壮腰健肾丸（壮腰健肾丸由狗脊、黑老虎、千斤拔、桑寄生、女贞子、鸡血藤、金樱子、牛大力、菟丝子等组成）、强力健身胶囊等中成药生产的原料药材，在两广地区广泛应用，为岭南地区著名的药食两用植物。现代实验研究表明，牛大力具有提高免疫功能，祛痰、镇咳、平喘以及保肝作用。临床证明其对腰肌劳损、风湿性关节炎、肺结核、慢性支气管炎等慢性疾病有一定疗效。

庄教授多运用此药对治疗痹证、痿证之肝肾脾虚者，二者均性味甘平，能补益肝肾，收补益之功而无壅滞燥热之弊。岭南人服用补益肝肾的滋腻之品多易出现"上火"现象，年迈者尤甚，因其脾胃已弱，运化无权，此时采用牛大力与千斤拔这对平和的补肝肾之品尤为合适。更为妙者，二者皆有通络之功，适合痹证病机。痹证多有经络瘀阻，不通则痛，痛而制动，气血不荣，更添瘀阻。千斤拔舒筋止痛，牛大力强筋活络、通经养络，二者相辅相成，则痹蹇痛除，患处得动，可自行运动导引，加以针灸疏通经络、扶正祛邪，痹证遂除。

庄教授临床上运用此药对灵动自然，法随心出，不拘于痿证、痹证，但凡肝肾虚损诸证均可用之，或君或臣，不一而足。

案一：痹证

廖某，男，86 岁，2018 年 1 月 19 日因腰痛就诊，舌淡，苔白腻，脉沉细，诊断为"痹证 - 湿证"。

庄礼兴针灸特色学术经验

处方：茯苓 15g，白术 15g，炙甘草 10g，桑寄生 30g，牛膝 15g，薏苡仁 30g，千斤拔 30g，牛大力 30g，白芍 15g，细辛 3g，淡附片 15g。

按：方以补肝肾、强筋骨、通筋络为法。方中茯苓、白术、甘草健脾益气，桑寄生、千斤拔、牛大力、牛膝补肝肾强筋骨，薏苡仁利湿（牛膝、薏苡仁取四妙之意而去清热燥湿之黄柏、苍术），细辛、附片加强通络之效，白芍缓急止痛。此处用药兼顾患者年高，避用苦寒燥湿之品，代之以健脾渗湿、补肾强筋之品。

案二：颤证

许某，女，68 岁，2018 年 8 月 30 日因"帕金森病"就诊，舌淡，苔少，辨为"颤证 – 肝肾亏虚证"。

处方：党参 15g，千斤拔 30g，牛大力 30g，酸枣仁 15g，酒萸肉 15g，五指毛桃 30g，白芍 15g，天麻 15g，茯苓 15g，炙甘草 5g，白术 15g，桑椹 15g，川芎 10g。

按：此处以健脾补肾、通络止颤为法。方中党参、白术、茯苓、甘草、五指毛桃共奏健脾益气之功，桑椹、酒萸肉、白芍、川芎滋肾补血，酸枣仁养心安神，天麻息风止颤，牛大力、千斤拔舒筋通络，补益肝肾。此方取八珍汤之意，治本以补肝肾强筋骨的甘润之品，治标有平润息风之天麻，用药平和却针对性强。此外，方中有南药五指毛桃，与千斤拔亦可形成对药，国医大师邓铁涛教授治疗运动神经元疾病时常用五指毛桃合千斤拔，健脾补肾，祛湿活络，补而不燥，尤其适合岭南多湿的气候特点。广东骨科名医何竹林亦认为，五指毛桃与千斤拔同用可增强其补益之力。

【小结】千斤拔与牛大力堪称"南药两壮士"，二者合用，补肝肾、强筋骨之力不容小觑。二者性味甘平，日常服之无虑，味道甘美，庄礼兴教授亦常嘱患者用其与猪骨煲汤服用，有壮腰膝、舒筋络、祛风湿的作用。在临床中，凡肝肾脾虚者，无论痹证、痿证或颤证，用之多获良效。

（黎健鹏）

（三）龙骨和牡蛎

庄礼兴教授擅长辨证运用药对治疗抽动类疾病，如龙骨、牡蛎就是一对经典药对。

龙骨为古代哺乳动物骨骼的化石，性平，味甘、涩，归心、肝、肾经，功能镇惊安神、平肝潜阳、收敛固涩，可用于：①心神不宁，心悸失眠，惊痫癫狂；②肝阳上亢，头晕目眩；③正虚滑脱诸证；④湿疮痒疹，疮疡久溃不敛等。

临床应用龙骨时，镇惊安神、平肝潜阳宜生用，收敛固涩宜煅用，注意湿热积滞者不宜使用。现代药理研究发现，龙骨水煎剂有抑制中枢和松弛骨骼肌作用，能调节机体免疫功能，有利于消除溃疡和促进伤口的恢复，还有镇静、催眠、抗痉厥、促进血液凝固、降低血管通透性等作用。

牡蛎为牡蛎科动物长牡蛎 Ostrea gigas Thimberg、大连湾牡蛎 Ostrea talienwhanensis Crosse 或近江牡蛎 Ostrea rivularisgould 的贝壳。本品性微寒、味咸，归肝、胆、肾经，功能潜阳补阴、重镇安神、软坚散结、收敛固涩、制酸止痛，多用于：①肝阳上亢，眩晕耳鸣；②心神不宁，惊悸失眠；③瘰疬痰核，癥瘕痞块；④自汗盗汗，遗精滑精，崩漏带下；⑤胃痛吞酸。

临床应用牡蛎时，潜阳补阴、重镇安神、软坚散结生用，收敛固涩、制酸止痛煅用。现代药理研究表明，本品有镇静、抗惊厥、抗癫痫、镇痛、抗肝损伤、增强免疫功能、抗肿瘤、抗氧化、抗衰老、抗胃溃疡等作用，其中所含的牡蛎多糖具有降血脂、抗凝血、抗血栓等作用。

龙骨与牡蛎均有平肝潜阳、重镇安神、收敛固涩作用，常相须为用，治疗阴虚阳亢、头晕目眩、心神不安、惊悸失眠及各种滑脱不禁的病证。龙骨主入心经，长于镇惊安神，且收敛固涩之功优于牡蛎，外用还能收湿敛疮；牡蛎主入肝经，平肝之功较著，又能育阴潜阳，可治虚风内动之证，味咸又有软坚散结之功，煅后还能制酸止痛。

庄教授认为，与其同类药物相比，两者更擅长重镇安神，药性也相对平和。临床应用中，该药对可加入于其他方剂中，作安神镇静之用，灵活非常，诸如温胆汤、四君子汤、天麻钩藤饮及酸枣仁汤等方均可配伍龙骨牡蛎药对。因其重镇安神之性，对一些抽动类疾病，例如小儿多动症、癫痫等，均有良好的安定之功。

然而临床也需视情况运用，若患者原有小便短涩、大便秘结等症，则需酌情减用或不用，否则有固涩太过，加重症状之虑；此药对均为石类，药性重滞，恐碍脾胃，若原有脾胃病者，亦需酌情使用，或可佐以健脾之品。

案一：癫痫

某男，42岁，2018年2月9日来诊，有癫痫病史。舌淡红，苔白，脉沉。

处方： 党参15g，白术15g，茯苓15g，炙甘草5g，白芍30g，炒僵蚕15g，天麻15g，钩藤15g，龙骨30g，牡蛎30g。

按： 以四君子汤为底方健脾益气，重用白芍柔筋止痉，僵蚕祛风化痰，天麻、钩藤息风定惊，龙骨、牡蛎重镇安神，标本兼顾，痰无化生之源，风有平息之机，筋因濡而柔，神得精以养。全方药味精简，方义深长。

案二：头痛

某女，54岁，因头痛欲吐来诊，舌红，苔薄白，脉弦，辨为"头痛－肝阳上亢证"。

处方：北柴胡10g，黄芩10g，法半夏15g，甘草5g，党参15g，黑枣15g，蔓荆子15g，藁本15g，龙骨30g，牡蛎30g。

按：以小柴胡汤加减，方中柴胡、黄芩和解少阳，法半夏降逆止呕，甘草、党参、黑枣健脾扶正，蔓荆子清利头目，藁本胜湿止痛，龙骨、牡蛎镇静安神。全方有散有收，升降得宜，共奏祛邪止痛、潜阳安神之功。

【小结】龙骨与牡蛎堪称"重镇二将"，自医圣张仲景桂枝加龙骨牡蛎汤、柴胡加龙骨牡蛎汤、桂枝甘草龙骨牡蛎汤等至今，前圣今贤历用不衰。庄教授临床辨证运用此药对治疗小儿多动症、癫痫、神志躁狂、颤证、失眠等，多获良效。

（黎健鹏）

（四）旋覆花和代赭石

庄教授善用旋覆花、代赭石药对，遇到肺胃之气上逆所致咳嗽、呃逆、嗳气等病症，常在辨证处方中加用该药对。如肝胃不和者，选用柴胡疏肝散加用旋覆花、代赭石；痰湿中阻者，选用温胆汤加旋覆花、代赭石；脾胃亏虚者，选用四君子汤加旋覆花、代赭石。临床治疗中起到画龙点睛的作用，屡试不爽，常获良效。

病案举隅：患者郭某，男，46岁，患帕金森病多年，焦虑抑郁状态，

庄礼兴针灸特色学术经验

近期出现恶心欲呕、嗳气，自觉气上冲胸感，舌质红，苔薄黄腻，脉细弦。拟方以温胆汤加旋覆花 15g，代赭石 30g，服用 7 剂后患者症状明显缓解。

按：患者长期焦虑抑郁状态，肝胆失于疏泄，横逆克犯胃土，胃失受纳和降，中焦气机升降失司，痰湿内生，"浊气在上，则生䐜胀"，从而出现嗳气、恶心欲呕等症。温胆汤理气化痰、利胆和胃，旋覆花、代赭石相配，一者质轻辛散，一者质重苦降，降中有宣，以入中焦，通过调整气机，以复升降，同时代赭石用量倍于旋覆花，取其质重坠降胃上逆之气，并可引诸药下行，直达病所。

庄教授在用药中强调：①旋覆花用药部位为花絮，含有绒毛，易刺激咽喉作痒而致呕吐，需包煎；②代赭石为矿石，宜先煎 1 小时，将药汁倒出来沉淀，再把澄清药汤转到另外一个碗中，待其他药物煎好后一起服用；③代赭石性寒，含微量砷，不宜长期服用。

【小结】"诸花皆升，旋覆独降。"旋覆花宽胸利膈以止呕化痰，代赭石重镇降逆、重镇安神，且两者功效相似，善降上逆之气，配伍后可加强疗效。庄教授在临床辨证处方中加用该药对，用于治疗慢性胃炎、胆汁反流性胃炎、梅尼埃病及各种不明原因所致眩晕等，疗效显著。

（周柳）

（五）白芍和甘草

白芍和甘草这个经典药对出自《伤寒论》"芍药甘草汤"。白芍性味酸寒，有养血敛阴、柔肝止痛之功；甘草性味甘温，有健脾益气、缓急止痛之效，素有"国老"之称。

庄礼兴教授青年时期当过乡村医生，在缺医少药的年代，常用此方化裁治疗腓肠肌痉挛、痉挛型腹痛等病症，效如桴鼓。年轻人剧烈运动后或老年人经常小腿抽筋，方用白芍30g，甘草10g，煎煮半小时，加红糖1勺，调匀热服，止痛效果神速，诚如仲景祖师描述之"脚挛急"，服后"其脚即伸"。考试前因情绪焦虑而出现胃肠痉挛型腹痛的考生，庄师嘱其家中备用此方，疼痛发作时立即煮药，煎后加适量麦芽糖调服。这个简便易用的小方化裁自小建中汤，甘可缓中，兼以补虚。

　　庄教授临床中运用芍药甘草汤，单用或于方中加味化裁时，强调必重用白芍。他常用白芍30～50g，炙甘草10g，取酸甘化阴、柔筋止痛、调和肝脾之功效，治疗痛证、痹证、神志病，如周围神经痛、肠痉挛、考前综合征等，起效迅速，覆杯而愈。

　　现代药理研究发现，白芍主要有效成分是芍药甙，体内实验证明其有降低血液黏度、抗血小板聚集、扩张血管、改善微循环、抗氧化、抗惊厥等多种生物学效应，并且毒副作用小。甘草主要有效成分为甘草酸、甘草次酸，具有广泛而较强的生物活性，如抗炎、抗变态反应、抗肿瘤、抗病毒、保肝、抗溃疡等。白芍与甘草配伍，其药理作用主要有抗炎、镇痛、解痉等，直接影响回肠平滑肌舒缩频率及张力变化率，使肠蠕动变慢，解痉作用加强，进而增强缓急止痛效果。

　　【小结】白芍与甘草这个经典药对酸甘化阴、缓急止痛的功效可谓中医师的共识，然而临床使用中若想快速起效，关键在于剂量的把握。庄教授源于经典探求，在实践中反复验证并结合现代研究成果的治学思维，拓宽了白芍与甘草药对的使用范围，在脾胃病、中风病、情志病等的治疗中灵活化裁，用药看似平淡，实则法度严谨，体现了中药处方的配伍特色。

（谢晓燕）

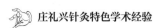

（六）川朴和冬瓜仁

川朴与冬瓜仁是庄礼兴教授临床积累、验证多年的经验药对，两味药都始载于《神农本草经》。川朴是四川传统道地药材厚朴的别称，其味苦，性辛温，具有燥湿消痰、下气除满之功，用于食积气滞、腹胀便秘、脘痞吐泻、胸满喘咳等。庄教授强调临证需用道地药材，其芳香化湿之药效更佳。冬瓜仁味甘、性微寒，具有清热化痰、排脓化瘀之功效，历代用之治疗肺痈、肠痈等，见诸名方千金苇茎汤、大黄牡丹汤等。

庄教授在多年的临床中观察到，中风病后久卧病榻者、老年者、脊髓损伤者、顽固性便秘者，常有大便不通症状，而无明显腹部胀满之苦，这类患者大多需要开塞露等辅助通便，但其大便并非总是干结硬粒，有时甚至是质软烂便。庄教授认为这类病证当责之肠道失润、排便乏力，不适合用大黄、芒硝、番泻叶等苦寒之品伐克正气。

针对此类病人，庄教授取冬瓜仁平和之性，润肠和中，用于肠腑失润、肠胃内壅，大便不畅者效佳，配合川朴苦温，一则无苦寒伤正之弊，二则川朴辛温苦降，擅长行气通滞，结合冬瓜仁甘润肠腑，一润一推，如舟之欲行，须有力推之，相互为用，相得益彰，有"疏水推舟"之妙。另外，《医经精义》云"理大便必须调肺气也"，肺与大肠相表里，厚朴辛温宣解肺气，《伤寒论》中用于表证，如桂枝加厚朴杏子汤。庄教授用川朴配合冬瓜仁治疗便秘，宣发上焦以舒畅下焦，是对"提壶揭盖"法的延伸应用。

剂量应用方面，厚朴以道地药材川朴为佳，常用 10～15g；冬瓜仁用量 30～50g。尤当注意的是：①冬瓜仁用量宜大，量少则无明显通便作用；②冬瓜仁煎煮前当捣碎，使其油脂类有效成分更易煎出，更好地发挥药效。

病案举隅：患者女性，84岁，脑梗死两月余，右侧肢体乏力，言语不利，形体瘦小，平素大便秘结，中风后大便一周不得一解，需外用开塞露加内服导泻剂方可解少量软便，无腹痛腹胀之苦，舌淡，脉细。

庄教授分析：患者高龄，年逾八旬，形体瘦小，气血内亏，不能濡养肠腑，大便秘结却非实证，忌用大苦大寒之品伤其正气。中药予庄氏中风病效方，在补气柔筋通络的基础上，加川朴15g，冬瓜仁30g，以润肠和中、行气通便。7剂后患者在开塞露辅助下可排出大量大便。原方加减调服2个月，患者不需服用导泻剂可自主排便，每日大便通畅。

【小结】川朴与冬瓜仁药对，适用于久病体弱者、老人、小儿、脾胃禀赋不佳者；二者甘淡平和，推滞缓下，是岭南地区用药特色，具有"平淡起沉疴"之妙用。中医临证用药"不传之秘在剂量"，庄教授门诊临床，身旁除了研究生，常有慕名远道而来的进修医生，他带教不论亲疏，点明药量之关键，令跟师者受益匪浅！

（谢晓燕）

（七）五爪龙和鸡血藤

鸡血藤为传统的活血化瘀中药，始载于《本草纲目拾遗》，因其藤汁如鸡血而得名。《中国药典》（2000年版一部）收载鸡血藤为豆科密花豆属植物密花豆的干燥藤茎，其性温，味苦、甘，归肝、肾经，具有补血、活血、通络之功效，用于治疗月经不调、血虚萎黄、麻木瘫痪、风湿痹痛等。因其有"去瘀血，生新血"的功效，故称为"血分之圣药"。《饮片新参》认为其去瘀血，生新血，流利经脉，治暑痧，风湿痹证。《本草再新》

认为其可补中燥胃。《现代实用中药》说其为强壮性之补血药，适用于贫血性神经麻痹证，如肢体及腰膝酸痛、麻木不仁等，又用于妇女月经不调、月经闭止等，有活血镇痛之效。鸡血藤的热水提取物及以缩合鞣质为主的甲醇组分具有很强的体外抑制血小板聚集作用。

五爪龙是岭南植物，药食兼用，是桑科植物粗叶榕的根，原植物是生长于我国南方的一种高1～2m的灌木或小乔木，因其叶子开裂像手掌，长有细毛，果实成熟时像毛桃，体有乳汁，根皮有香气，故名五指毛桃，也叫五爪龙、五指香、佛掌榕、牛奶木、五指牛奶，产地主要在华南地区，长于深山幽谷中，以野生为主。其味辛、甘，性平，功能健脾益气、化湿舒筋，用于脾虚浮肿、自汗、咳喘、风湿痹痛、腰痛。也有人称其为土黄芪、南黄芪、广东人参、土五加皮等。

此药益气，是岭南中草药中的一味难得佳品。益气而不作火，补气而不提气，扶正而不碍邪，兼能祛痰平喘、化湿行气、舒筋活络，更加适合岭南多湿的气候特点，故称"南芪"。五爪龙补而不燥，常以之与黄芪、竹节参、太子参、西洋参等配伍使用，补脾益肺，持中央，运四旁。

庄礼兴教授临床上常用四君子汤加黄芪治疗脾虚下陷等消化系统疾病。四君子汤由人参、白术、茯苓和炙甘草四味中药组成，具有益气健脾之功效。庄教授在此基础上再增黄芪一味，增强原方补脾益气、升提固摄的作用，主治脾虚胃弱所致的言语低微、四肢无力、肌肉瘦削等。对于卫表不固的患者，增加黄芪的用量，配合白术、防风以固摄卫气，取其补气固表之意。

五指毛桃产于南方，有"南芪"之称，其补虚功同北芪却不燥，药性温和，补而不峻，正合"少火生气"之意，尤宜于虚不受补之患者。虽补气功效不及黄芪，但无黄芪升提之性，对虚人哮喘须降气平喘而不宜用黄芪者，尤为适合。其兼能平喘化痰除湿，故黄芪、党参、白术皆有不及之处。

中风病恢复期常出现痉挛性偏瘫，临床表现为肌张力高、腱反射增强、浅反射减退、病理反射阳性。临床上对于中风后遗症，多数医家选用补阳还五汤。王清任《医林改错》中补阳还五汤由黄芪、当归尾、地龙、川芎、桃仁、红花、赤芍组成。君药黄芪能大补元气，祛瘀而不伤正。庄教授认为，对于中风后期痉挛性偏瘫，南芪效果更佳，常与鸡血藤配合使用。南芪补气作用较温和，补气而不壅滞。北芪补气作用强，对于体质虚弱的患者，易造成虚不受补，壅滞经络的现象。庄教授建议，对于气虚的患者，平时可用五爪龙50g，加上瘦肉炖汤，可获良效。

病案举隅： 王某，男，61岁，因"左侧肢体乏力12年"就诊。CT示：右侧额顶叶灶状出血。曾于外院住院治疗，症状好转，仍遗留左侧肢体乏力。现症见：左侧肢体乏力，左下肢僵硬，偶有头晕；左上肢肌力4⁻级，左下肢肌力4级，四肢肌张力正常。

处方： 鸡血藤30g，五爪龙30g，炙甘草5g，千斤拔30g，牛大力30g，白芍15g，炒僵蚕15g，地龙15g，盐牛膝15g。共15剂，日1剂，水煎至250mL，温服。

临床上，庄教授喜用五爪龙加鸡血藤治疗中风后遗症肢体偏瘫患者，鸡血藤补血活血、补血祛瘀，同时具有养血生血的作用，且其归肝经，具有舒筋活络的作用，对痉挛性偏瘫患者尤为适用。五爪龙药性温和，补气而不壅滞。两者配合加强补气生血、舒筋通络的作用。

（招敏虹）

（八）柴胡和白芍

柴胡，又名山菜、柴草，其味辛、苦，性微寒，具有和表解里，疏肝升阳之功，其性升散，归肝、胆经；白芍，又名芍药、白药、白芷，其味酸、苦，性微寒。庄教授受四逆散和柴胡疏肝散启发，发现二者常成对出现在经方中，共同发挥疏肝理气的作用。如四逆散即由柴胡、白芍、枳实、甘草组成，柴胡为君药，升散阳气，疏肝解郁；白芍为臣药，养血柔肝，枳实行气，使以甘草，主治肝气郁结所致的睡眠障碍，更年期综合征，以及由于情绪不安所致的各类神志病。柴胡疏肝散由陈皮、柴胡、白芍、川芎、枳壳、香附、甘草组成，同样有柴胡、白芍这一药对，配伍诸药，共奏疏肝行气，活血止痛之效。主治肝气郁结所致的脘腹胀满，胸胁疼痛等症。

庄教授强调，柴胡重在疏肝解郁，白芍重在柔肝息风，一刚一柔，二者合用，可复肝气之畅达。在治疗肝郁所致的各类疾病中，庄教授用药善于在辨证与辨症相结合的基础上，灵活运用柴胡白芍这一药对和经典名方，配伍恰到好处，屡获佳效，现总结如下。

1. 慢性胃炎：由于情绪失调致肝郁气滞，肝气郁结日久易横逆犯胃，胃气失于和降从而出现胃痛、嗳气、呃逆等症状。用药治疗时，庄教授选择五味异功散加柴胡、白芍。五味异功散由党参，白术、茯苓、甘草、陈皮组成，具有健脾益气、醒脾助运之效用。庄教授在此基础上加入柴胡，白芍，疏肝健脾和胃，标本同治，对于肝郁脾虚所致的泄泻、纳差、胃痛等具有很好的临床疗效。

2. 头痛：由于肝风内动所致的头痛，庄教授选用川芎茶调散加柴胡、白芍。川芎茶调散主要由川芎、白芷、羌活、细辛、防风、荆芥、薄荷、甘草组成，具有疏风止痛之效。庄教授在此基础上加入柴胡、白芍，尤其适用于少阳经头痛，具有平肝息风、和解少阳之功。

以上所提到的方剂加减化裁中，都包含白芍、甘草。白芍味酸，可柔肝疏经，缓解疼痛；甘草味甘，可缓急止痛。二者一酸一甘，酸甘可化阴，在缓解胃部痉挛、疼痛方面疗效显著。而柴胡白芍这一药对并配以甘草，在痉挛性疼痛方面屡获奇效。如平滑肌痉挛出现的胃痛、肠痉挛，中风后出现的痉挛性偏瘫，带状疱疹后遗症肋间神经痛、三叉神经痛，以及面瘫后期出现的面肌痉挛。除痉挛性疼痛外，对于肝气郁结、气滞血瘀所致的痛经，庄教授常用由柴胡、白芍等组成的逍遥散以疏肝理气，活血止痛。

病案举隅：患者徐某，男，47岁，情绪不稳，易激动2年余，就诊前一个月出现入睡困难，服用阿普唑仑后睡眠稍有改善。就诊时主诉：肋胁部胀痛、胃脘胀痛、嗳气。纳可眠差，二便调。舌边红，苔白，脉弦。

药物治疗：柴胡10g，白芍15g，法半夏15g，砂仁15g（后下），枳壳15g，郁金15g，甘草5g，川楝子15g。

治疗效果：患者服用7剂药之后，胃脘胀痛得以缓解、睡眠逐渐正常、肋胁部疼痛减轻。后续跟进治疗，诸症得以消除。

按语：患者长期情绪不佳，致肝气郁结；肝气横逆乘脾犯胃，使脾胃气机升降失调，出现胃脘胀痛、嗳气等症状。庄教授用药时紧扣"肝气郁结"这一核心病机，在理气和胃的基础上加入柴胡白芍以疏肝解郁，使肝气复归于疏通畅达，自能收获良效。

庄教授受经典名方启发，通过多年的临床经验，将柴胡白芍这一药对进行总结归纳，灵活运用，抓住肝郁气滞这一核心病机，随证加减，广泛运用于多种疾病，让经典名方焕发更多活力。

（范靖琪）

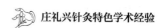

二、活用理气药

●

庄教授在理气药的运用上颇具特色，讲求专药专治，强调根据不同的病因病机、部位或症状对症下药，疗效确切。庄教授研读历代名家著作，结合多年临床经验，提出以下关于理气药运用的学术观点：在辨证施治的基础上，强调分脏腑、分部位用药；脾胃疾病用药以温通为主，同时结合药物性味归经论治；临证以顾护脾胃为原则，少用大苦大寒之品。

1. 胸膈部运用理气药多以调气降气为主

《素问·灵兰秘典论》云："肺者，相傅之官，治节出焉。"庄教授认为，肺主气司呼吸，一呼一吸、一升一降乃肺之常态，对于肺气上逆、宣降失司所致咳嗽频作、呼吸喘促等症，常以法半夏、苏子降气化痰，枳壳理气下气，配以前胡、桔梗开宣肺气，顺应肺呼吸、宣降之功。《本草思辨录》记载："半夏味辛气平，辛则开结，平则降逆。"苏子归肺经，善于降肺气，化痰涎。枳壳为芸香科植物酸橙的未成熟果实，其行气之力较枳实缓和，但药性芳香，兼有除湿化痰之功。三药并用，共奏降气化痰之效，配以宣散肺气之药使肺气宣降，痰湿得除，喘咳则止。对于胃气上逆所致反酸、呕吐、呃逆，在陈皮、法半夏健脾理气的基础上，庄教授常加旋覆花、柿蒂以降逆止呕。

肝气郁结，肝失疏泄，横逆犯胃，症见胃脘、胁肋胀满疼痛，走窜不定，不思饮食。庄教授认为，情志不畅可以引起脾胃功能失调，出现胃胀、胃痛或消化不良等症状，而且脾胃功能的异常亦可导致情志失调。现代研究表明，功能性消化不良与情绪心理因素密切相关，对于此类疾病，庄教授注重诊疗期间对患者的心理疏导与关怀，嘱患者调整心态与生活方式，在用药上常配柴胡、郁金、青皮以疏肝理气，使气和则志达。庄教授指出，柴胡味苦、辛，性微寒，为肝经引经药，用量宜轻，以引药入肝，条达肝气，而无劫耗肝阴之弊。

2. 上腹部运用理气药多以行气理气为主

李东垣说："劳者温之……盖温能除大热，大忌苦寒之药泻胃土耳。"庄教授认为，脾胃乃后天之本，临证应顾护脾胃，用药过于寒凉易损伤脾胃；六腑以通为用，以通为补，对胀、痛等实证，不予苦寒泄下之法，而是选用平和、温通之药，如佛手、陈皮、木香、砂仁，稍重则选大腹皮、莱菔子。《岭南卫生方》中记载"岭南既号炎方，而又濒海，地卑而土薄。炎方土薄，故阳燠之气常泄；濒海地卑，故阴湿之气常盛"，"人居其间，气多上壅，肤多汗出，腠理不密，盖阳不返本而然……人居其间，类多中湿，肢体重倦，又多脚气之疾，盖阴常偏胜而然"。故岭南人常因阳气外泄而里阳不足，湿气伤人而阴邪偏盛，所以应少食寒凉助湿之品。庄教授所选用的，佛手、砂仁、陈皮均为岭南道地药材，佛手首载于《滇南本草》："补肝暖胃，止呕吐，消胃家寒痰，治胃气疼痛。"砂仁气味辛温而芬芳，香气入脾，辛能润肾，故为开脾胃之要药，和中气之正品。陈皮既能健脾，又可理气，故《本草汇言》言："如欲调气健脾者，橘皮之功居其首焉。"庄教授强调，治疗脾胃气滞疾病离不开理气药的应用，但临床上理气之品繁多，若一味堆砌，既不能体现中医辨证论治思想，又有滥用药物之弊，只有明辨药物的性味归经、配伍相宜，用药时才能了然于胸，使诸症得除。

3. 下腹部运用理气药多以温通润下为主

《素问·五脏别论》言："六腑者，传化物而不藏，故实而不能满。"

《类证治裁·内景综要》亦提出"六腑以通为补焉"。大肠为传导之官，以通为用，以降为顺。食积阻肠、肠道失润、阴寒凝滞等均可导致肠道传导功能失司，肠腑气机不通，故糟粕内停，不得下行。庄教授提出，大便不通应分虚实论治，临床上常以虚实夹杂为患，不可一味攻伐泻下。对于实证较甚者，庄教授常选味苦辛性温的枳实、厚朴，以破气消积，温通除滞。但便秘患者多存在津血不足，故常配以味甘性平之冬瓜仁以润肠和中。厚朴、冬瓜仁是庄教授临床上常用调节患者大便性状的对药。他观察到许多患者虽有便秘之患，却存在大便稀溏不成形的情况，主要病因病机是大肠传导无力，故糟粕不能下行，摄津失司，故大便不成形。厚朴归肺、大肠经，辛温苦降，使肺气肃降，以推动糟粕下行。冬瓜仁味甘，性凉，归脾、小肠经，《本草省常》记载其"生性平，清肺生津；炒性温，润肠和中"。故冬瓜仁既可滋阴润肠通便，又能利水渗湿，取"利小便以实大便"之意，治疗大便不成形。其中冬瓜仁用量宜大，少量无明显通便作用，且使用前应捣碎，有利于其油脂类有效成分煎出。

4. 少腹部运用理气药多以理气疏肝为主

《素问·厥论》曰："厥阴之厥，则少腹肿痛，泾溲不利。"少腹乃足厥阴肝经循行的部位，所以庄教授常选用理气疏肝药治疗此类疾病，如香附、乌药、檀香等。香附善散解肝气之郁结，《本草纲目》有言"香附之气平而不寒……乃足厥阴肝、手少阳三焦气分主药"，故对妇女肝气郁结引起的诸病皆宜。《药品化义》认为"乌药气雄性温，故快气宣通……外解表而理肌，内宽中而顺气"。乌药善入下焦，散寒气以止痛。檀香辛温，可行气散寒止痛，为理气要药，气行则痛止。庄教授指出，"女子以血为本"，檀香芳香辛行，温散寒邪，而无红花、乳香、没药活血散血之弊，不至耗伤气血。

病案举隅：患者何某，女性，29 岁，2018 年 8 月 27 日初诊。

主诉：胃脘疼痛 1 年。

患者素体消瘦，1 年前无明显诱因出现胃脘部疼痛，以隐痛为主，食后尤甚，曾于外院就诊，行胃镜检查提示"慢性非萎缩性胃炎"，予质子泵抑制剂、中药、针灸等治疗，但症状无明显改善。就诊时见神清，精神疲倦，胃脘部隐痛不适，食后饱胀，胃纳少，无反酸嗳气，无腹泻，无恶心呕吐，眠一般，小便正常，大便质软，舌淡红，苔薄白，脉弦细。

西医诊断：慢性非萎缩性胃炎。

中医诊断：胃痛（肝郁脾虚证）。

处方：桂枝加芍药汤加减。

桂枝 5g，白芍 20g，炙甘草 5g，生姜 2 片，大枣 15g，太子参 15g，白术 15g，柴胡 10g，佛手 15g，枳壳 15g。7 剂，水煎服，日 1 剂。

药后患者胃脘部疼痛缓解，纳食增加。随症加减，共服药 21 剂，诸症得除。

按：桂枝加芍药汤出自《伤寒论》，由桂枝汤倍芍药而成，原文记载本方主治太阳病误下伤中，邪陷太阴，土虚木乘之腹痛，"太阴之为病，腹满而吐，食不下，自利益甚，时腹自痛。若下之，必胸下结硬"。本病患者为年轻女性，素体消瘦，乃脾气不足，脾失健运之象，加之胃痛日久，胃纳减少，进一步耗伤脾阳。《删补名医方论》曰："土衰而木无以植"，脾阳欠运，阴液不足，则肝体失柔，肝气失疏，招致木气侮土，故见胃脘疼痛。方中用少量桂枝温通肝阳，重用白芍柔肝止痛，生姜、大枣补脾和胃，配以太子参、白术健脾益气，佛手理气和胃，枳壳行气开胸，佐以柴胡引肝气上升，助脾胃之康复，炙甘草调和诸药。

（罗慧艺）

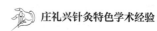

三、巧用活血药

庄教授平素用药看似简单，但却每一味药都暗含深意。他认为，虽同为活血化瘀药，但每一种药都有其特性，在实际用药中应该根据不同病情选用更加适合的药物，故临床用药中常在经典方剂基础上辨证施治，结合寒热虚实及病位选用活血药。

1. 头部疾病——川芎

对于头部的疾病，如头部外伤、血管性头痛、椎－基底动脉缺血性头晕等，在辨证基础上需加活血药时，庄教授常选用川芎。川芎为治头痛之要药，李东垣言"头痛须用川芎"，《神农本草经》谓"（川芎）主中风入脑头痛"。现代研究发现，川芎中的川芎嗪可穿透血脑屏障，特别是对于脑缺血和再灌注损伤患者，保护效果良好。

2. 心血管疾病——丹参

对于有胸闷胸痛、心慌心悸等症状的心血管疾病患者，辨证有瘀者，庄教授常配以丹参。丹参，归心、肝经，《本草纲目》谓其"活血，通心包络，治疝痛"，其提取成分丹参酮ⅡA具有抗动脉粥样硬化、抗心室肥厚、抗氧化、抗心律失常等作用。《时方歌括》中丹参饮即是主治心痛之方。

3. 中风后遗症——鸡血藤

临床上，"久病入络，痼病必瘀"，中风后遗症辨证多为气虚血瘀，庄教授认为中风后遗症患者，瘀血在经络，故肢体偏瘫常用鸡血藤以活血补血、舒筋活络。鸡血藤活血祛瘀的同时具有养血生血作用，《本草纲目拾遗》谓其"大补气血，与老人妇女更为得益"，《饮片新参》认为其"去瘀血，生新血，流利经脉"，故气虚血瘀患者适用。此外，鸡血藤归肝经，肝主筋，且作为藤类药物，具有舒筋活络之用，故对中风后遗症肢体偏瘫患者，庄教授必用此药。同时，对于痿证、痹证、周围性面瘫（尤其顽固性面瘫）患者，辨证瘀阻经络者，他也常使用此药，并根据部位选择搭配引经药，如肩痛加姜黄，颈痛加葛根，上半身痹痛加羌活，下半身痹痛加独活。顽固性面瘫患者，庄教授认为其后期多属气血亏虚，故常用鸡血藤配合当归，活血的同时加强补血养血作用。

4. 跌打损伤——走马胎、泽兰

对于跌打损伤患者，除内服中药及针灸治疗，庄教授还常配合外用方以促进患者康复，常选择走马胎、泽兰等。走马胎为岭南药材，具有祛风湿、活血止痛的作用，《岭南采药录》谓其"理跌打伤，止痛"。泽兰归肝、脾经，具有行水活血作用，《医林纂要》谓其"补肝泻脾，和气血，利筋脉"。

5. 慢性肾衰——毛冬青

慢性肾衰存在着肾小球血循环障碍，以致肾小球硬化，故血瘀是病变持续发展和肾功能进行性减退的重要因素，治疗时以活血化瘀为法。庄教授常选用具有清热活血利湿作用的毛冬青。

除上述治疗疾病中的用药经验，临床上，庄教授还常推崇防治结合，如使用三七与人参（2∶1或1∶1的比例）研磨成粉冲服以预防中风、冠心病，可改善凝血功能，防止血栓形成。《本草纲目拾遗》说："人参补气第一，三七补血第一，味同而功亦等，故称人参三七，为中药之最珍贵者。"其中，庄教授对于参类药物的选择也颇有讲究，如偏于阴虚者宜选花旗参，偏于脾虚、气虚、阳虚者宜选高丽参。但是，对于已经有使用西

庄礼兴针灸特色学术经验

药如阿司匹林、氯吡格雷作为二级预防者，应用此法应注意中药与西药的叠加效应，可能增加出血风险，故应在医生专业指导下使用。

（张莞岚）

四、胃痛用药经验

通过采集庄教授治疗慢性胃炎的有效处方1590例，用数据挖掘的方法分析，探析其组方规律。使用SPSS 22.0对中药的使用频次进行统计分析，其中频数由大至小排列的前16味药为白芍、枳壳、柴胡、陈皮、法半夏、甘草、川楝子、炙甘草、姜厚朴、白术、熟党参、醋延胡索、砂仁、茯苓、柿蒂、五指毛桃（图2-1）。

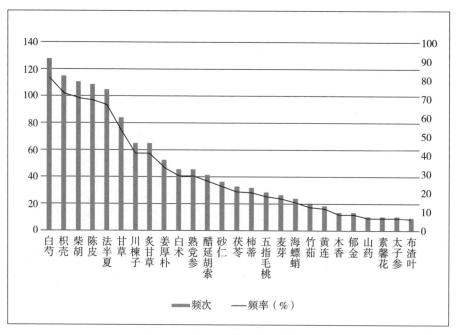

图 2-1　前 26 味药物频次柱状图

运用 SPSS Statistics 20.0 对中药频率 ≥ 21% 的中药进行聚类分析，采

庄礼兴针灸特色学术经验

用系统聚类法中的组间聚类，生成树状聚类图，见图2-2。纵轴代表相应中药变量，横轴代表中药之间的"距离"，而图示规则是将"距离"较小的中药归为一类，"距离"较大的中药归为不同类。同时"距离"的远近可作为对所得药物集合相关性的评定，即2个药物在越短的"距离"内相聚，说明二者关系更为紧密，据此可对树状图所得规则进行并分类。

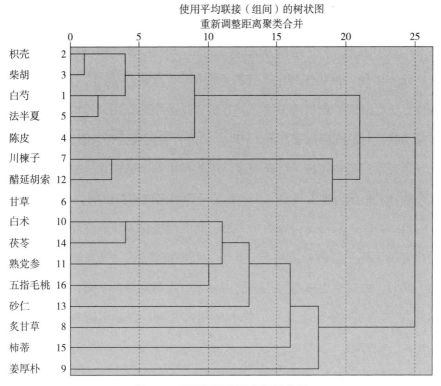

图2-2　慢性胃炎聚类分析树状图

　　庄教授临床上治疗疾病，强调不应只局限于关注疾病的症状本身，而应根据患者的精气神、体态、脉象等，推导其病因病机，进而指导用药。

1. 抓住病机，疏肝理气止痛、和胃化痰

聚类第一类：枳壳、柴胡、白芍。庄教授治疗胃炎患者过程中，发现此类患者常伴有肝气郁结、肝横逆而犯胃的表现，如烦躁易怒或善太息，或是有焦虑紧张的情况，故多用四逆散加减治疗。方中以柴胡疏肝理气，白芍养血柔肝舒筋、缓急止痛，临床上庄教授多取枳壳代替枳实治疗脾胃虚损者，因枳实行气力量较大，为破气药，注意虚弱之人须慎用。

聚类第二类：陈皮、法半夏。此取二陈汤和胃化痰之意。针对脾虚不运，痰湿中阻患者，庄教授常配以"二陈"理气行滞、燥湿化痰、和胃降逆，此亦体现"治痰先理气，气顺则痰消"的思想。此外，有研究表明，陈皮、法半夏能抑制胃酸分泌，并有抗胃黏膜损伤作用，可增强胃黏膜的屏障功能，对消除幽门螺杆菌（HP），促进胃黏膜炎症吸收有满意疗效。

聚类第三类：川楝子、延胡索。庄教授用其调畅中焦气机，气顺则痛止，故针对临床胃食管反流、十二指肠反流引起的胃脘疼痛，均可运用。

第一、二、三类又可聚为一大类，共奏理气化痰止痛之功，为庄教授治疗胃炎疾病主要的处方用药，体现"气顺则痰消""气顺则痛止"的理念。同时，生甘草也可与第三类的川楝子、延胡索并为一类，在纳入分析的处方中，约56%用生甘草，约44%用炙甘草，提示不能忽视胃炎"气郁化火"的病机。

2. 重视其"本"，益气健脾、扶正培本

聚类第四类以"白术、熟党参"为主要代表药物，同起益气健脾，扶正培本之功。庄教授临床上多用四君子汤、五味异功散、六君子汤等方剂加减治疗胃肠功能紊乱、十二指肠溃疡等疾病，起到固本培元的作用。其中补气药庄教授常使用五指毛桃，达到补气而气不壅滞的效果，频数结果中也可以观察到五指毛桃的使用频率不低。

此类亦可与砂仁、厚朴、炙甘草归为一大类，提示在补益脾胃的过程中要注意辅以化湿行气药，气行则湿除，脾胃功能得到更好的恢复。

【小结】慢性胃炎是指不同病因引起的慢性胃黏膜炎性病变或萎缩性病变，是消化系统常见疾病之一。中医称本病为"胃痛"，又称"胃脘痛"，是由外邪犯胃、内伤情志饮食，脏腑失于调和而致气郁不畅，引起上腹部近心窝处，即"心下"发生疼痛的症状，可伴有食欲不振、腹胀等症状。该病病情易反复，影响患者生活质量，研究表明，伴有肠上皮化生、上皮内瘤变的慢性萎缩性胃炎患者，胃癌发生率会有一定程度的增加，临床应引起重视。

（庄锦源）

五、脑梗死用药经验

　　脑梗死致残率高，严重影响患者生活质量，根据"能针不药，先针后药，针药结合"的原则，庄礼兴教授认为脑梗死属临床疑难病证，应采用针药结合的方法治疗，针灸主要采用靳三针疗法，疗效确切。

　　使用数据挖掘方法，对2009年3月至2018年9月庄礼兴教授门诊脑梗死患者的就诊记录进行分析发现，使用频次较高的药物有当归、鸡血藤、白芍、甘草、川芎、五指毛桃、地龙、僵蚕、桃仁、炙甘草、竹茹、法半夏、陈皮、葛根、茯苓、钩藤、天麻、黄芪、赤芍、枳壳、菊花。上述药物的功效主要为补气、补血、化痰、活血化瘀、息风止痉。脑梗死属中医中风病范畴，中风病的病机可以概括为"风""火""痰""瘀""虚"，上述使用频次较高的药物功效基本能够覆盖中风病的病机，这体现了庄礼兴教授治疗脑梗死辨证立法、遣方用药紧扣病机的特点。

　　关联规则分析结果提示，庄礼兴教授治疗脑梗死常用药对有白芍－甘草、鸡血藤－当归、五指毛桃－鸡血藤、地龙－鸡血藤、地龙－僵蚕。中风偏瘫约2周后，患者肌张力逐渐增高，脑梗死恢复初期肌张力的快速增高对康复有积极意义，但肌张力过度增高则阻碍患者康复。《素问·痿论》记载："宗筋主束骨而利机关也"；肝主筋，肝藏血，筋之柔需阴血藏于肝。庄礼兴教授常用白芍－甘草药对缓解脑梗死患者肌张力增高的症状，白芍、甘草一酸一甘，酸甘合而化生阴血，阴血足宗筋才能柔韧。另外，白芍与甘草配伍还有柔肝缓急的功效，庄礼兴教授在治疗各种痛证的处方中也常使用此药对。

鸡血藤、当归都具有补血、活血的功效，但两者侧重点不同。当归以补血见长，而鸡血藤以活血见长，鸡血藤作为藤类药还具有通络的功效，两药合用，在养血之中寓有活血之功。地龙 – 鸡血藤总体功效着眼于通络，地龙是缓解痉挛的重要用药，既可息风止痉又兼有虫类药走窜、祛瘀而通经络的功效，配伍鸡血藤既可补血又可通络，尤其适合脑梗死后痉挛性偏瘫血瘀兼血虚患者的治疗。地龙、僵蚕合用可在通络之中加强祛风之效。五指毛桃、鸡血藤则在补益气血之余兼可通络。总体而言，白芍 – 甘草、鸡血藤 – 当归、五指毛桃 – 鸡血藤药对的应用较地龙 – 鸡血藤、地龙 – 僵蚕药对的应用更普遍。

有研究表明，在缺血性中风急性期以邪实为主，2 周以内风证为最常见的证候，痰证次之，发病 2～4 周，风证和痰证并重；恢复期前 3 个月，血瘀证为最常见证候，而到恢复期的后 3 个月，气虚之象逐渐显著。脑梗死不同阶段患者的病机不同，使用的方药也不同。

系统聚类分析结果提示，庄礼兴教授治疗脑梗死常用类方有 3 个：温胆汤化裁、四物汤化裁、补阳还五汤化裁。脑梗死急性期偏后阶段，风痰为患兼肝风内动者宜用温胆汤化裁的类方，系统聚类的结果包括法半夏、陈皮、竹茹、枳壳、茯苓、钩藤、菊花、天麻。此聚类中法半夏、陈皮、竹茹、茯苓清热化痰通络，钩藤、菊花、天麻平肝息风。

中风恢复期前 3 个月患者普遍肌张力增高，血瘀为主要病机，气虚为次要病机，庄礼兴教授认为此阶段用药应注意以养血活血为主、益气为辅，且用药不可壅滞经络。此阶段常用类方为四物汤化裁的类方，包括当归、川芎、白芍、甘草、鸡血藤、五指毛桃。其中当归、鸡血藤、川芎养血活血通络，五指毛桃益气兼可通络，白芍 – 甘草药对通过化生阴血从而缓解肢体拘挛。在此类方中，庄礼兴教授选用有"南芪"之称的五指毛桃以补气，而未选用黄芪（北芪）。他认为两者虽均有补气功效，用量相同的情况下北芪补气之力更胜南芪，但北芪有壅滞经络之嫌；南芪虽补气之功略逊于北芪，但南芪兼有通经活络功效，对此阶段患者更适宜。

脑梗死进入恢复期后3个月及后遗症期，患者肌张力较前降低，气虚病机更突出，应适当增强益气活血力度，补阳还五汤化裁的类方符合这一阶段的病机。此类方包括赤芍、黄芪、炙甘草、僵蚕、地龙、葛根、桃仁，其中黄芪、炙甘草补气，赤芍、桃仁活血，地龙、僵蚕祛风通络，配伍葛根还可缓解经气不利所致的项背强痛。

【小结】庄礼兴教授认为，脑梗死的基本病机为本虚标实，发病初期以标实为主，随着时间推移，患者多呈现出虚实夹杂的病机。临床上每一阶段的患者的实际证型不一定与教材所总结的完全一致，用药时应灵活变通，根据患者当时的情况辨证论治。如临床上部分恢复期的患者出现痰热证，此时应使用温胆汤化裁的类方，而非四物汤化裁的类方。

（于珺）

六、脑出血用药经验

通过对庄礼兴教授 2009 年 3 月至 2018 年 9 月的门诊临床病例中治疗（出血性）中风的内服中药处方进行数据挖掘，以总结其诊治脑出血的临床用药经验。本研究共纳入 91 条处方、900 条药品名称记录、77 味中药，平均每条处方约 9.89 味药物。

1. 用药频率分析

使用 SPSS 22.0 软件对数据进行分析，其中使用频率超过总体的 15% 的中药共 18 味，得到条形图（图 2-3）。

从左至右由高频率向低频率排列分别为白芍、鸡血藤、当归、地龙、川芎、炒僵蚕、甘草、炙甘草、钩藤、天麻、五指毛桃、燀桃仁、葛根、盐牛膝、木瓜、法半夏、竹茹、陈皮，高频药物的功效大致为补血活血、舒筋通络、祛瘀化痰。这些药物是庄教授在治疗（出血性）中风的首选或主选用药，同时也可以反映该疾病的主要病机。

整体药物品类涵盖面较广，部分用药频率较低，可以看出庄教授在（出血性）中风病治疗过程中，除了对基本病机的把握，还针对病患个体差异辨证施治，实施个性化治疗方案。与脑梗死用药频率对比，茯苓、赤芍、黄芪用药频率有所下降，补肝肾强筋骨之盐牛膝以及舒筋之木瓜的用药频率明显上升，二者合用对于中风后四肢拘急痉挛之患者大有裨益。

2. 用药关联规则分析

将 91 条处方数据导入 SPSS modeler 14.1 软件，并使用关联规则分析进行分析，使用线条由粗变细表示关联强度由强到弱（图 2-4）。

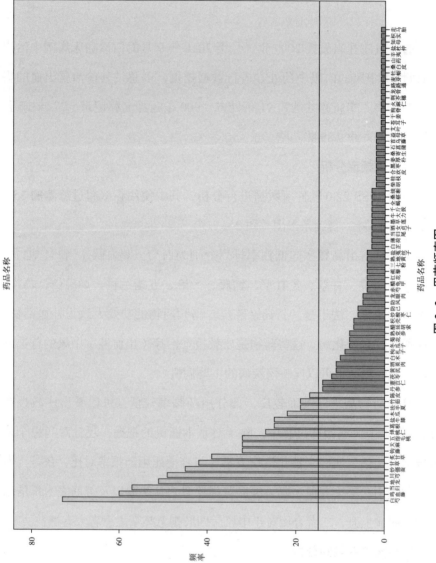

图 2-3　用药频率图

庄礼兴针灸特色学术经验

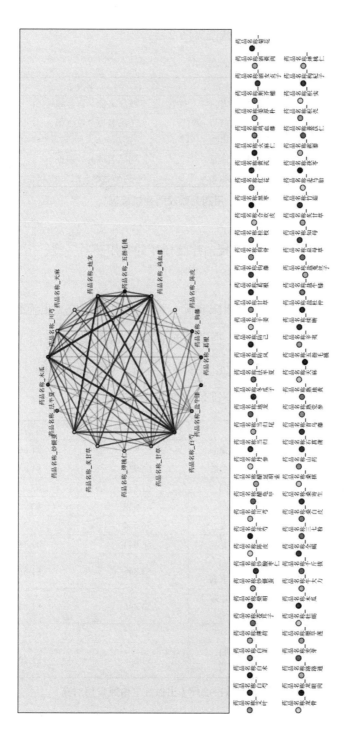

图 2-4　用药关联规则网状图

用药中关联规则强链接表截图见图 2-5：

链接	字段 1	字段 2
49	药品名称 _ 当归 = "1"	药品名称 _ 鸡血藤 = "1"
49	药品名称 _ 白芍 = "1"	药品名称 _ 鸡血藤 = "1"
47	药品名称 _ 当归 = "1"	药品名称 _ 白芍 = "1"
43	药品名称 _ 地龙 = "1"	药品名称 _ 炒僵蚕 = "1"
42	药品名称 _ 地龙 = "1"	药品名称 _ 白芍 = "1"

图 2-5　用药关联规则强链接表

图 2-5 前四对中药与庄教授治疗脑梗死的常用药对一致，不同的是第五对地龙 – 白芍。

经过 Apriori 建模，结合临床实际，可见庄教授治疗（出血性）中风的用药规律：当归 – 鸡血藤、白芍 – 鸡血藤、鸡血藤 – 当归、白芍 – 当归、炒僵蚕 – 地龙、白芍 – 地龙、白芍 – 当归 + 鸡血藤、当归 – 鸡血藤 + 白芍、白芍 – 川芎、鸡血藤 – 当归 + 白芍（图 2-6）。

后项	前项	支持度 %	置信度 %
药品名称 _ 当归	药品名称 _ 鸡血藤	65.934	81.667
药品名称 _ 白芍	药品名称 _ 鸡血藤	65.934	81.667
药品名称 _ 鸡血藤	药品名称 _ 当归	61.538	87.5
药品名称 _ 白芍	药品名称 _ 当归	61.538	83.929
药品名称 _ 炒僵蚕	药品名称 _ 地龙	56.044	84.314
药品名称 _ 白芍	药品名称 _ 地龙	56.044	82.353
药品名称 _ 白芍	药品名称 _ 当归 药品名称 _ 鸡血藤	53.846	81.633
药品名称 _ 当归	药品名称 _ 鸡血藤 药品名称 _ 白芍	53.846	81.633
药品名称 _ 白芍	药品名称 _ 川芎	52.747	83.333
药品名称 _ 鸡血藤	药品名称 _ 当归 药品名称 _ 白芍	51.648	85.106

图 2-6　庄礼兴教授治疗（出血性）中风常用对药

此次分析中，出现了三组三味中药的药对：白芍－当归＋鸡血藤、鸡血藤－当归＋白芍、当归－鸡血藤＋白芍。综合该三组药对的支持度以及置信度，表明在所有纳入本研究的处方中，这三味中药同时出现在同一张处方中的概率较高。当归以补血见长，鸡血藤以活血见长，且为藤类药物具有通络之功，两者合用则补血中寓活血。在治疗中风后痉挛性偏瘫方面，庄教授在补血活血通络的基础上，针对"硬瘫"肢体僵硬、活动不利的特点，重用白芍以缓解痉挛。在中风恢复期以及后遗症期，肌张力过高所致肢体痉挛是中风后肢体恢复的严重阻碍因素，因此，缓解痉挛也是庄教授在治疗中风用药上的关键点。

3. 用药系统聚类分析

选择使用频率超过总体 15% 的 18 味药物进行系统聚类分析，结果见图 2-7。

结合专业知识及庄礼兴教授临床经验，研究小组认为药物聚为 3 类较为适宜。

第一类：法半夏、陈皮、竹茹、天麻、钩藤、甘草，即温胆汤化裁＋钩藤天麻。此类主要用于中风急性期或恢复期早期风痰阻络型患者的治疗，而部分病患在就诊时在病程上虽已进入西医诊断标准的后遗症期阶段，但其个体具体的中医病机仍是风痰阻络，同样也适用。

第二类：当归、鸡血藤、五指毛桃、炙甘草。中风发展到恢复期的前 3 个月，血瘀成为主要病机，瘀血阻于脉络，气机不利，筋脉失养则肢体活动不利、麻木等，此聚类针对该病机，药物多有活血通络之功，配伍五指毛桃体现活血通络兼益气的治疗思路。

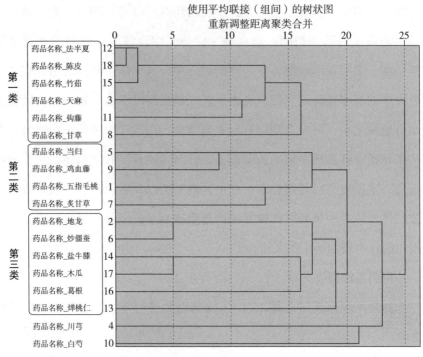

图 2-7　庄礼兴教授治疗（出血性）中风用药系统聚类图

　　此次聚类结果对比脑梗死的聚类结果，可以发现第一类、第二类基本一致。有研究表明，中风病始发证候以风证为主，常兼夹他证，很少单独致病，随着病情的进展，风证逐渐减少，痰和血瘀在病机中的地位逐渐突出，因此在出血性中风的急性期以化痰祛风为主。而发展到恢复期的前3个月，血瘀成为主要矛盾，采用活血化瘀法祛瘀生新，气血调和，肢体筋脉得以濡养疏通，肢体功能得以逐渐恢复。有研究认为，在脑出血中血瘀证的发生率明显高于脑梗死，这与中医理论认为的"离经之血亦为瘀血"是一致的，此时促进血肿吸收、改善脑循环、促进肢体恢复成为治疗关键。与中医治疗针对此阶段出血性中风"血瘀"为标予以活血祛瘀，并辅以通络不谋而合。同样，痰瘀互结，闭阻脑络发为（缺血性）中风，因此

庄礼兴针灸特色学术经验

在治疗原则上仍以活血祛瘀、化痰通络为主。可见，虽病症不同，而病机相同，可用一方治之，体现了庄教授对异病同治的把握。

第三类：地龙、炒僵蚕、盐牛膝、木瓜、葛根、燀桃仁。此聚类以舒筋通络之中药为主。此聚类与脑梗死用药对比，在第二类活血通络中药的基础上，第三类着重在活血舒筋通络上，而补益类药物相对减少。中风急性期过后，痰瘀等病理产物久稽，耗伤正气，与此同时，脏腑损伤与气血阴阳失调，机体失于运化，内生痰瘀等实邪，故大部分病患表现为虚实夹杂，虚中夹实，实中夹虚。因此，针对恢复期早期虚象尚未凸显的情况，补气类药物与脑梗死研究结果用药频率相比相对减少。有研究表明，脑出血始发时肝阳上亢证、闭证出现的概率明显高于脑梗死，而脑梗死气虚证、血瘀证出现的概率则高于脑出血，肝阳暴亢、闭脱证在某种程度上反映了病位深、病变范围大和病势严重。结合临床观察，脑出血证候的严重程度及发生概率高于脑梗死，在症状上，病患多肢体偏瘫并伴肌张力增高，较脑梗死病患更早出现痉挛性偏瘫，且症状更明显、更严重。因此，在辨病与辨证相结合的原则下，予燀桃仁活血祛瘀，地龙与僵蚕合用取其祛瘀化痰、舒筋通络之效，地龙-僵蚕为庄教授常用药对之一，对肢体痉挛，缓解肌张力过高有较好疗效，加上舒筋缓急之葛根以缓解由于肢体拘挛带来的疼痛。脑出血的发病虽渐趋年轻化，但就诊的中老年人仍占多数，针对个体差异辅以补肝肾强筋骨之牛膝，配以木瓜舒筋。在后遗症期，病性属本虚标实且以虚为主，两者合用补益肝肾中寓舒筋通络。第三类涵盖了恢复期到后遗症期的用药，但临床用药时仍以个体症状及舌脉为准辨证论治，不拘泥于西医上的疾病分期。

聚类的结果分析显示了（出血性）中风从急性期到恢复期再向后遗症期过渡的病机，可见虽病同，而病机、证不同，而方不同，体现了庄教授对同病异治的把握。

此次系统聚类结果与脑梗死的结果对比，同样并未出现能够体现中风超急性期阶段痰热内闭、痰热腑实、肝肾亏虚病机的药物聚类，用药频率图中具有补益肝肾作用的药物也属于使用频率较低的范畴。

（洪碧琪）

七、顽固性面瘫用药经验

顽固性面瘫是指面瘫发病后，因病情相对严重或早期失治误治，病情迁延日久，病程超过 3 个月而功能恢复不明显的一种疾病。其临床主要症状有眼裂增大、鼻唇沟变浅、口角歪斜、额纹变浅或消失、面肌倒错、联带运动、鳄鱼泪综合征、面肌僵硬感与耳鸣等，治疗常需较长时间。顽固性面瘫发病后影响美观，可能会在不同程度上影响患者的生活质量。

通过收集 2009 年 2 月 25 日至 2018 年 9 月 14 日庄礼兴教授的门诊病例，基于词云、凝聚法分层聚类、Apriori 算法关联规则等数据挖掘技术，来探析庄教授治疗顽固性面瘫的组方用药规律。

整理顽固性面瘫案例共计 486 例次，处方 486 条，涉及中药 83 味，累积用药频次总数 4708 次。频次较突出的药物为甘草、鸡血藤、僵蚕、当归、川芎、地龙、白芷、白芍、五指毛桃、全蝎。

（一）物以类聚，药以群分

在处方药物数据中，提取频次 ≥ 32 次的核心药物 18 味，进行 Ward 凝聚法分层聚类建模分析，并用树状图可视化表达。经过调整参数实验对比，聚为六类。第一类为白芷，第二类为党参、大枣、黄芪，第三类为天麻、赤芍、防风、蝉蜕、钩藤，第四类为川芎、鸡血藤、五指毛桃、甘草、僵蚕、当归，第五类为全蝎，第六类为白芍、地龙（图 2-8）。

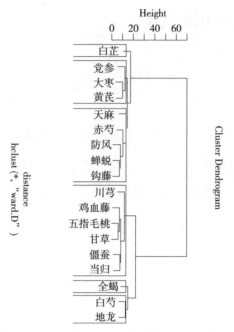

图 2-8　顽固性面瘫处方药物聚类分析树状图

（二）Apriori 关联规则

对顽固性面瘫处方药物数据进行 Apriori 关联规则建模，并将得出的关联数据用散点图和关联图可视化表达。设置支持度为 0.8，置信度为 0.9，最小规则长度为 2，提升度＞1 的关联规则共 16 条，共涉及 5 味药，即僵蚕、五指毛桃、甘草、当归、鸡血藤（图 2-9）。在散点图（图 2-10）中，右上角的点只有一个，对应为支持度 0.86，置信度 0.94 的关联规则 { 鸡血藤 }＝＞ { 五指毛桃 }，{ 当归 }＝＞ { 鸡血藤 } 支持度 0.84，置信度 0.93。

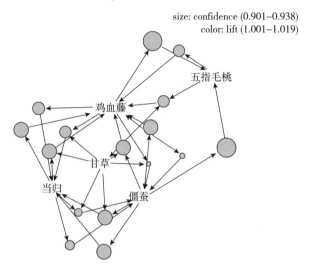

图 2-9　顽固性面瘫处方药物关联规则分析可视化图

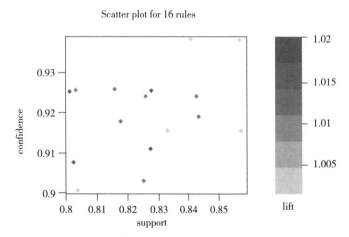

图 2-10　顽固性面瘫处方药物关联规则散点图

（三）规律总结

1. 构方精当，用药严谨

处方中高频用药多为活血化瘀药、补虚药、平肝息风药，如甘草、五指毛桃、鸡血藤、当归、僵蚕、川芎、地龙、白芍、全蝎等。药性以温平为主配以微寒，药味以甘味为主，其次为辛、咸。归经以肝经、脾经为主。486条处方中药味数多为10味，偶见9味。大部分药物的剂量都是10～15g，鸡血藤、五指毛桃常用剂量为30g。

2. 补益气血并用虫类药疏风通络

庄教授认为，治疗顽固性面瘫应加强活血通络，强调补气血，只要患者没有舌红苔黄、脉数等热象，即使虚象不显著，也应补气血。他常用四物汤、四君子、八珍汤与牵正散化裁，强调补气血在当归与鸡血藤药对的基础上加五指毛桃与黄芪。聚类结果第二类党参、大枣、黄芪是一组补气药，黄芪与党参配伍，出自李东垣的《脾胃论》中补中益气汤，益气健脾，适合病情迁延日久，气血亏虚的患者。第四类中更是加入了岭南特色药五指毛桃，别称南芪，与北芪皆具补气之功，但北芪补气有壅滞经络之嫌，五指毛桃在此阶段更具通经活络之妙。聚类结果第六类为白芍、地龙，白芍养血敛阴、柔肝止痛，可用于筋脉拘挛性疼痛，地龙活血通络，此处更看重其活血之功，两者被划分为一类常用于面肌痉挛之症状。

庄教授多次强调虫类药疏风通络的强大功效，在运用全蝎、地龙、僵蚕三味虫类药时亦考量其层次区别，此次聚类结果中僵蚕、全蝎与地龙是完全划分为各自的类中。地龙性偏寒，研究发现地龙含蚓激酶，通络之外有活血之效。僵蚕性平、微寒，可化痰祛风热、通络止痛。僵蚕与地龙合用，取两者偏寒通络之意，用于周围性面瘫早期疏风清热通络。全蝎偏温，有小毒，通络力度强于前两者，多用于顽固性面瘫。

3.重视病情热象的动态

聚类结果第三类是凉血疏风通络药，可见面瘫后期也会出现病情化热的趋势，须在处方中配伍此类药。如赤芍清热凉血，活血散瘀，配之白芍，一散一敛，一泻一补，清热退热、散瘀止痛力量增强，处方常见白芍30g或"白芍15g加赤芍15g"组合。处方中偶也见熟地黄与生地黄同时出现。高频药物川芎、白芍、当归，配生地黄为生四物汤化裁，生四物汤出自《医门八法》，有凉血清热之效；配熟地黄为四物汤，四物汤最早见于晚唐蔺道人著的《仙授理伤续断秘方》，用于补血活血。

4.组方常用药对

据关联规则结果得出两组常用药对。

（1）当归与鸡血藤：当归最早记载于《神农本草经》，其味甘能补、辛能行，温通质润，入肝、心、脾经。前人云"当归补血而主动"，即当归可补血治疗血虚证又活血化瘀，加之其温性明显有散寒温通功效，在人体筋脉缺乏濡养而拘挛时，有一定的甘缓作用。

鸡血藤始载于《本草纲目拾遗》，苦泄温通甘补，入肝经血分，属活血化瘀药，主要功效是活血通经，用于瘀血证，作用比较缓和。同时它也有补血作用，具有行而不伤、补而不滞的特点，与当归类似。两者皆有活血补血的功效，当归补血作用较强，鸡血藤相对温和，适用于瘀血与血虚并见顽固性面瘫。此外，鸡血藤为藤类药，强于舒筋活络，适用于瘀血引发的络病，常与补气血药物配伍。

（2）鸡血藤与五指毛桃：鸡血藤见上组药对解析。

五指毛桃又名"五爪龙"，为岭南特色药材，其味辛、甘、平，功能健脾益气、化湿舒筋，益气而不作火，补气而不提气，扶正而不碍邪，兼能祛痰平喘、化湿行气、舒筋活络，适合岭南多湿的气候特点，有"南芪"之称。临床上，在治疗顽固性面瘫气血亏虚的络病时，庄教授根据岭南气候特点因地制宜选用五指毛桃，搭配补血活血通络的鸡血藤，两者大剂量使用，强补气生血，舒筋通络。在药物剂量统计中可见五指毛桃的一般用量为30g，最低用量为15g；鸡血藤的一般用量为30g，最低用量为10g。

（李玥鑫）

八、头痛用药经验

头痛为常见病，也是多种疾病常见的症状，庄礼兴教授根据临床经验，总结并提出了"能针不药，先针后药，针药结合"的观点，认为头痛病情较轻者针灸治疗即可，当头痛严重，影响正常工作生活时，可采用针药结合的方法治疗头痛。

使用数据挖掘方法，对 2009 年 3 月至 2018 年 9 月庄礼兴教授门诊头痛患者就诊记录进行分析发现，庄礼兴教授门诊治疗头痛常使用的中药有甘草、白芍、柴胡、白芷、钩藤、葛根、天麻、川芎、菊花、酸枣仁、法半夏、决明子、白术、陈皮、茯苓、竹茹、延胡索、当归、枳壳、大枣、党参、藁本、桂枝等。他主张临床用药应尽量使用药性相对平和的中药，视病情轻重选药并确定用量，以免矫枉过正，且岭南居民多脾胃较弱，不耐攻伐，用药应注意顾护脾胃。纵观治疗头痛用药，仅淡附片、肉桂药性大热，黄芩、黄柏性寒味苦，但四者使用频次低，法半夏、胆南星虽来源植物有毒，但炮制过后毒性大减，其余中药皆性味平和。另外，组成方剂的药物数量应当尽可能精简，紧扣病机，做到有的放矢，庄教授治疗头痛的处方用药平均数为 9.8 味。

《内经》开头痛分经络治疗的先河，至元代，朱丹溪对头痛的引经药进行了总结。庄礼兴教授治疗头痛时还会根据患者不同的头痛部位选择相应的引经药：前额头痛用白芷，引药入阳明经；颞侧头痛用柴胡，引药入少阳经；枕部头痛连及颠顶用藁本，引药入太阳经且达颠顶，若兼有项背僵硬、拘急感则以葛根舒展太阳经气；若全头痛或无明显疼痛定位时用川芎，载诸药上行。

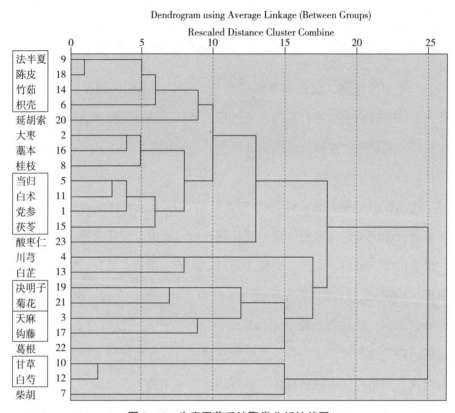

图 2-11　头痛用药系统聚类分析柱状图

　　关联规则分析结果提示，庄礼兴教授治疗头痛时常用的药对有白芍 – 甘草、白芍－延胡索，前一组药对的使用较后一组更为普遍。白芍－甘草药对出自芍药甘草汤，芍药甘草汤是"解挛急的基本方"，芍药与甘草的剂量比例"原方为 1：1，用量各为四两，但后世应用则比例不一，有 12：1 至 3：1 不等"。庄礼兴教授治疗头痛常用 15g 白芍配以 5g 甘草，芍药与甘草剂量之比为 3：1。头痛程度剧烈时，首先增加白芍剂量至

　　　　　　　　　　　　庄礼兴针灸特色学术经验

30g，白芍与甘草的剂量之比提升至6∶1，以加强柔肝缓急止痛的效果。当白芍用量增至30g仍不足以缓解患者头痛时，庄礼兴教授则在使用白芍–甘草药对的基础上，再加用"止痛要药"延胡索。延胡索性温，味辛苦，有活血、行气、止痛的功效。《雷公炮炙论》记载"心痛欲死，速觅延胡"，可见延胡索可用于缓解程度剧烈的疼痛。另外，天麻–钩藤也是治疗头痛的常用药对，在系统聚类分析的结果中有所呈现。这一药对具有平肝息风的功效，主要用于治疗具有肝阳上亢病机的头痛。

头痛常用药物的系统聚类分析结果提示，如图2-11所示，庄礼兴教授治疗头痛常用的类方有温胆汤化裁、四君子汤化裁。温胆汤化裁用于痰湿头痛并有化热倾向的患者，此类患者多诉头痛，且头重或觉昏蒙、口干，可伴有口苦症状。四君子汤化裁中常加入当归，适用于气血虚弱所致头痛。此类方以四君子汤化裁补益后天之本，促进气血生化，配以当归补血，"气为血之帅，血为气之母"，气血互根互用，补气养血理当兼顾。若患者兼有畏寒、四肢不温的阳虚证状，可酌情使用淡附片、肉桂以温阳。

（于珺）

九、"龟鹿二仙胶"运用经验

龟鹿二仙胶又名"四珍胶",由龟板、鹿角、人参、枸杞四味药组成,因龟、鹿皆灵而有寿,故名为"二仙",最早记载于明代医家王三才所辑《医便》之中。原书主治"男、妇真元虚损、久不孕育,男子酒色过度,消烁真阴,妇人七情伤损血气,诸虚百损,五劳七伤"。

庄教授常用本法治疗运动神经元疾病、阿尔茨海默病、中风后遗症等多种疾病,均取得了明显的疗效。庄教授认为,运动神经元疾病临床常表现为肌萎缩、肌无力、肌跳及延髓麻痹等症状,中医多以"痿证"论治,辨证多为"诸脏亏损、气血不足",龟鹿二仙胶用之正得其宜。阿尔茨海默病表现为痴呆、记忆力下降、行为异常,常伴有脑萎缩,此类病症常为"髓海不足"而致,中医认为肾藏精,主骨生髓,脑为髓之海。所谓"精不足者,补之以味",龟鹿二仙胶为血肉有情之品,得厚味之重,可补精填髓,于此病大为有益。中风后遗症若后期以虚证为主,出现肢体痿废不用,甚至发展至痴呆,也是龟鹿二仙胶的适应证。

庄教授曾治一70余岁的老年女性,多次脑梗死以致瘫痪在床,生活不能自理,伴有反应迟钝、表情淡漠、记忆力下降等,服用龟鹿二仙胶,每周1次,坚持3个月后精神状态大为改善,记忆力也较前提高,且能够自如对答。可见龟鹿二仙胶益精填髓之功,对于痴呆等髓海不足之证确有明显疗效。

龟鹿二仙胶原方用鹿角十斤、龟板五斤、人参十五两、枸杞子三十两熬制而成。庄教授临床上应用有药用、食用之分。药用常以汤剂代替,选用梅花鹿之鹿茸 5～8g、宁夏枸杞 15g、龟板 15g 熬出药汁，再以其药汁炖高丽参 5～8g，以存其气味。因龟鹿二仙胶常需久服，故庄教授又将其制为食疗方，将龟板改为龟裙（龟壳下两边的软骨组织），用龟裙 20～30g、梅花鹿茸 5～8g、宁夏枸杞 10g、高丽参 5～8g 炖汤，也可加瘦肉一起炖。若是普通鹿茸和人参则需稍加大量，皆用 15g 为宜。

【小结】龟鹿二仙胶中鹿角温肾壮阳、益精养血，龟板填精补髓、滋阴养血，二药俱为血肉有情之品，对补肾益髓以生精血最为合宜，人参大补元气，枸杞滋阴助阳，四药合用，气血阴阳并补，益精填髓功宏。庄教授临床上对于运动神经元疾病、阿尔茨海默病、中风后遗症等多种疾病，只要辨证确属髓海不足、精血亏虚，用之皆效果显著；同时对于久服不便者改为食疗方，方便服用的同时效果也不打折扣。庄教授提醒，龟鹿二仙胶虽为滋补延年、益精填髓之良方，但并非人人适合，因其厚味黏腻，脾胃虚弱之人应当慎用，必须使用时也应配伍健脾益胃之剂以助其运化。

（丁玉宝）

第三部分 · 临证经验

一、调神针法的临床应用

（一）考试综合征

考试综合征是指部分考生面临考试时，出现恐惧、焦虑心理，导致机体自主神经功能紊乱，从而引起的一系列病症，表现为焦虑不安、精神紧张、失眠、多梦，进而出现头晕、胸闷、震颤、腹泻等。随着社会发展节奏的加快，如今考生的压力也越来越大，考试综合征（examination syndrome，ES）患病率也逐年增高，及时治疗、缓解考生心理压力、改善心理素质对其人生道路的发展具有举足轻重的意义。本病属于过度应激，考生常常因学业压力引起症状加重，身心的不适严重影响学习状态，进而导致成绩下滑，陷入一个恶性循环中，长此以往会对其身心健康造成损害。

1. 病因病机

考试综合征尚无确切中医病名记载，根据其主要症状可辨为"心悸""失眠""郁证"等。其中，以心慌心悸、胸闷为主症的可归属于"心悸"；以精神紧张，睡眠障碍、疲劳为主症的可归属于"失眠"；以忧虑、抑郁等为主症的归属于"郁证"。考试综合征的症状诸多，其基本病机为神明不安，情志失调，病位在心、肝，并与脑的功能密切相关。七情与五脏密切相关，《素问·调经论》中记载"五神藏于五脏，而心为之主"，心者，君主之官也，主神明，七情内伤，首伤心神，思虑过度，耗伤心血，心神失养可见精神紧张、心慌心悸等症。《丹溪心法》记载："气血冲和，则万病不生，一有怫郁，诸病生焉。"人体情志失调，心神不安，气血失和，则百病由生。长期凝神耗气，忧思过度，易影响机体正常的生理活动，气机不畅，可见胸闷胁胀；血行瘀滞，可见经行不畅、痛经等。叶天士云"嗔怒怫郁，无不动肝，肝木侮土，而脾胃受伤"，故思虑伤脾，脾失运化可见纳食无味，脘腹胀闷，升降失调，"清气在下，则生飧泄，浊气在上，则生䐜胀"。庄教授认为，考试综合征以心神不安为本、肝气失疏为标，正如《灵枢·灵兰秘典论》述"主明则下安，以此养生则寿"，本病的发作责之于神明不安，因此，治疗当注重调神。

2. 调神针法运用特点

（1）从神论治，选穴精良：调神针法主穴强调以神论治，选穴包括四神针、神庭、本神、印堂、神门、三阴交。四神针位于百会前后左右各1.5寸，《素问·阴阳应象大论》言"气穴所发，各有处名"，四神针、本神穴名均带"神"字，其命名即有与"神"相系之意。四神针位于巅顶，为脑神之居，本神为胆经脉气所发，与阳维脉交汇之处，而胆为中正之官，亦为神之枢，主决断，与神之用密切相关。神庭、印堂位于督脉上，督脉上通于脑，中贯于心，而通诸经。《扁鹊神应针灸玉龙经》记载"头风呕吐眼昏花，穴在神庭刺不差；子女惊风皆可治，印堂刺入艾来加"，提示印堂与神庭合用可安神定志。神门是心经原穴，通脏腑，系心神，刺之可调节心经原气，起调神之用。三阴交是肝、脾、肾三经之交会之处，可调节足三阴经气血，起到养神安神之效。现代研究表明，刺激调神穴组可通过调节脑内神经递质含量或皮层功能等方式，达到调理情绪的目的。

（2）辨证用穴，巧妙配伍：庄教授经过多年临床实践，总结出调神穴组的运用规律，即四神针主安神、醒神，印堂、神庭主定神，神门、三阴交主养神，本神主神之用。临床上对于不同病机引起的神志变化，需辨证选用调神穴组，如神气散乱、神不安者可取四神针、印堂、神庭；心神失养，神气不足者可选神门、三阴交；神机失用者可取本神。庄教授亦强调治疗考试综合征应辨证配穴：对于烦躁易怒，或情绪低落、胸胁胀痛、脉弦等气机不畅、气血不调者，可刺四关，其中合谷调气，太冲调血，有助于通调脏腑，疏畅气机；对于腹胀、嗳气、食欲不振等脾气亏虚者，可选用足三里、上巨虚健脾益气，健运肠胃。

（3）寻古探今，重视刺法：《灵枢·九针十二原》关于针刺方向的记载"逆而夺之，恶得无虚？追而济之，恶得无实？迎之随之，以意和之，针道毕已"，指出迎随补泻的重要性。对于十二经脉的穴位，逆经脉循行方向而刺，以夺其气，是谓泻法；顺经脉循行方向针刺，以迎其气，是谓补法。然而，调神穴组中的四神针应该如何选择针刺方向呢？庄教授提出"阴刺外而醒神，阳刺内而安神"。临床上，对于以焦虑为代表的阳证，庄教授认为脑神不安，心神不宁，则发为焦虑，故针刺时针尖宜朝向百会，有内敛之意，治以聚神安神；对于以抑郁为代表的阴证，庄教授认为神闭于内，神机失用，则发为抑郁，故针刺应朝向四周，有疏通之意，治以醒神开窍。对于印堂和神庭二穴，庄教授认为，二者意如其名，为神之所处，不可过度刺激，治疗手法应平和，使患者舒适安定。临床上，庄教授常以1寸针刺入5分，并加电针，波形选用疏波，可起兴奋作用，意在引神定神。神门为心经之原穴，为脏腑原气输注之处，宜补不宜泻，故行捻转补法，以得气为度；三阴交为足三阴经交会之处，庄教授常施以迎随补法，以1.5寸针沿足三阴经走行方向刺入，行手法以少腹或会阴部有针感为度，意在沟通肝、脾、肾三经之气。

3. 验案举隅

黄某，女，18岁，广州某重点高中高三学生，2017年11月8日因"胸闷疲倦 1 年余"在父母陪同下来诊。

患者自诉升入高二之后学习压力增加，2016 年 7 月起出现胸闷，伴头晕乏力，于社区医院治疗后头晕好转。来诊时症见：神清，精神疲倦，神情忧郁，诉胸部胀闷，无窒息感，无气促，伴有心悸，易疲劳，四肢乏力沉重，精神难以集中，口干，纳可，眠一般，偶有失眠，舌淡红，苔薄黄，脉滑数。末次月经（LMP）2017 年 10 月 23 日，平时 5 天 /（25 ~ 32）天，量少，色暗红，血块（+）；2016 年 1 月至 2017 年 1 月闭经 1 年。庄教授诊察患者后，结合症状与脉象，考虑患者为因精神压力过大所致考试综合征，病因病机为患者受考试压力影响，情绪焦虑，扰乱神明，导致神乱不安、失神，从而出现一系列精神躯体症状。

中医诊断：郁证（阳）。

西医诊断：考试综合征。

治疗：以调神（安神、定神、养神）为原则。

针刺选穴：四神针、印堂、神庭、神门、三阴交、合谷、太冲。耳穴：交感、神门、缘中、心、肝、肾。

操作方法：四神针，取 1 寸针，针尖朝向百会平刺，刺入帽状腱膜内，迅速捻转至得气，每隔 10 分钟捻转 1 次；神庭、印堂均以 1 寸针平刺 5 分，并加电针，选用疏波；神门穴，避开尺动脉直刺 2 分，行捻转补法，以得气为度；三阴交以 1.5 寸针，沿经络循行方向刺入，得气以少腹、会阴区有针感为佳；四关穴取 1 寸针，刺入 5 分，行捻转泻法。

同时对患者进行心理疏导，并嘱其父母切勿给孩子过度施加压力。

2017 年 11 月 20 日二诊：精神状态明显改善，症状仍反复，诉食后腹胀，偶有矢气，纳眠可，二便调，舌淡红，苔薄白，脉细数。选穴及操作在前方基础上加用足三里、上巨虚。

2018年1月8日三诊：症状已明显缓解，精神可，睡眠质量可，2周前参加广州市统考后，稍感乏力，偶有胸闷，手足冷，纳眠可，二便调，LMP 2017年12月23日，持续7天，色红，见少许血块。守初诊处方继续治疗2次。

2018年2月5日四诊：精神状态转佳，偶有胸闷，无明显疲乏，无腹胀等，嘱患者加强运动，适当放松，以积极乐观心态面对高考，如无特殊，可不再复诊。

按语： 本例患者中医辨病属"郁证"，阴阳辨证属"阳证"。患者临近高考，产生巨大压力，情绪紧张，思虑过甚，扰乱神明，脑主神明功能失调，神机失用，五脏功能无所主，气血运行失常，进而出现一系列精神躯体症状。因此，对于本病，治当以"调神"为原则，从神论治，以求"主明而下安"。从症状上分析，患者见胸闷心悸、失眠、精神难以集中等症，提示心神不安，神志不定，故治当安神、定神；兼有舌淡、苔薄黄，脉滑数，月经量少、血块多，既往有闭经病史，表明气血运行不调，故治当兼以调气和血；同时，患者精神疲倦，郁郁不乐，提示脑神失养，神失所藏，故治当养神。因此治疗上选用"安神"（四神针）、"定神"（神庭、印堂）、"养神"（神门、三阴交）穴组，并配合四关穴（合谷、太冲）以调节气血升降。其中，四神针操作时，针尖朝向百会，取聚神安神之意，以达安神之效；印堂、神庭二穴，选用较为平和的疏波，意在通督调神，使患者舒适安定。此外，庄教授对患者进行心理疏导，嘱其适当增加运动，同时嘱其父母切勿过度施加压力，针对病因根本治疗，正所谓"治病求本"，故能取得良好疗效。

随着社会的发展，考生们来自各方面的压力逐渐增加，考试综合征的患病率也逐年升高。本病的发病群体多处于青春期，是人生观、价值观形成的重要时期，但许多家长对本病仍较为陌生，不能及时认识到本病的出现，无法正确疏导患者，容易产生消极作用，因此，正确的认识和恰当的治疗具有十分重要的意义。然而，西医学对考试综合征的认识较少，对本病的研究比较欠缺，暂无对本病单独的归类论述，仅纳入"广泛性焦虑症"范畴，对本病的认识仍较浅。中医学从"整体观念"的思想出发，抓住其基本病机"神明不安，情志失调"，提出"从神论治"的治疗思路，无论是以心慌心悸、胸闷为主的"心悸"，以精神紧张、睡眠障碍、疲劳为主的"失眠"，还是以忧虑、抑郁为主的"郁证"，都能够取得较好的临床疗效。其中庄氏"调神针法"具有选穴精良、辨证用穴、治病调神、重视刺法等特点，如今情志致病日益广泛化，许多疾病中夹杂着不同程度的情志变化，调神针法治疗此类疾病具有一定的潜力。

（周锐）

（二）帕金森病抑郁症

帕金森病（Parkinson's disease，PD）属于运动障碍性疾病，由中脑黑质纹状体通路的多巴胺神经元变性导致，临床表现为以静止性震颤、运动迟缓、肌强直、姿势平衡障碍为主要特征的运动障碍，失眠、焦虑、轻度认知障碍，以及便秘等非运动症状。此外，PD还有精神症状、自主神经功能障碍、睡眠障碍等非运动症状。其中，抑郁是PD患者最常见的非运动症状。多项国内外研究提示，帕金森伴发抑郁（Parkinson's disease depression，PDD）的发生率为37%（帕金森病诊疗指南第四版）。PDD对帕金森病患者的认知能力、情感控制能力、交流能力等均产生严重影响，降低患者的生活质量，增加自杀发生率，给个人、家庭及社会带来消极影

庄礼兴针灸特色学术经验

响。同时，PD 患者的抑郁程度与震颤、强直、步态姿势异常的严重程度均呈正相关。

本病为疑难疾病，临床易误诊、漏诊，且目前尚无统一的治疗方案。由于 PD 患者的睡眠障碍、情感淡漠、焦虑和疲乏等症状与抑郁症重叠，导致 PDD 在门诊的识别率仅为 21%，治疗率仅 25%。其他影响治疗率的原因还有轻度抑郁患者临床未引起足够重视、服用抗抑郁药易引起不良反应，且可能会加重 PD 的某些症状等。近年来研究发现，针灸治疗 PDD 可缓解患者的临床症状，针灸与药物联用对患者的症状有显著的改善作用。正确认识 PD 患者抑郁状态，并积极采用针灸等非药物方法干预抑郁状态，对改善 PD 患者的生存质量、降低致残率意义重大。

1. 病因病机

古代文献中并无 PDD 的记载，但其症状表现属于"颤证"合并"郁证"。"颤证"的病位在脑髓、肝、脾、肾，病机为肝风内动、筋脉失养，治法为补益脾肾、化痰息风。当肝、脾、肾的阴阳气血失调，导致心神失养或心神被扰，气机失畅，才并发"郁证"。故"颤证"合并"郁证"病位必涉及心。《景岳全书·郁证》中论述了心与郁证的关系："凡五气之郁，则诸病皆有，此因病而郁也。至若情志之郁，则总由乎心，此因郁而病也。"PD 患者先因肾虚脑髓空虚，筋脉失养，水不涵木，致虚风内动发为颤证，又因肝失疏泄，气机郁结，扰动心神而发为郁证，是为因病而郁；患者因病导致的社交能力减退，产生情感障碍，神机散乱，心神失养，发为郁证，是为因郁而病。心主神明，又为五脏六腑之大主，若心神不宁，则脏腑之气难以复常，轻则影响疾病康复，重则加重病情，表现为抑郁的轻重与 PD 症状严重程度密切相关。若治疗 PDD 过程中，仅围绕"颤证"的病因病机展开论治，忽视心神在疾病发生发展中的重要作用，则疾病易缠绵难愈。

2. 调神针法治疗思路

脑神与心神失养是 PDD 发生的重要病因，脑神早在古医籍中已经有提及，如《素问集注·脉要精微论》云："诸阳之神气，上会于头，诸髓之精，上聚于脑，故头为精髓神明之府。"《颅囟经·序》更指出："元神在头曰泥丸，总众神也。"可见脑是人体诸神聚集之所。《灵枢·大惑论》记载手少阴心经通过经络与脑相连，"通项入于脑"，脑为髓海主元神，心主血脉主藏神，脑中之神主宰心神，脑神与心神共同调控人的神志活动。

庄教授在本病的治疗过程中首重调神养心通督。调神针法的主穴为神庭、印堂、四神针、神门、三阴交，根据本病证型配用四关、风池、内关等穴。神门穴名含义为"神机出入之所"，该穴为心经的原穴，是心的脏腑之原气经过和留止的部位，对心神有重要的调养作用。印堂、神庭、四神针（"靳三针"疗法常用穴，在百会穴前、后、左、右各旁开 1.5 寸）均是位于头部督脉和膀胱经的调神要穴。唐代孙思邈在《千金要方》中记载："头者，人神所注，气血精明，三百六十五络，皆上归头。"此外，督脉"入属于脑"，又络肾贯心，故针刺神庭、印堂不仅可以调节督脉经气，还能调动心肾之经气，镇静安神。四神针位于足太阳膀胱经和督脉上，足太阳膀胱经"从颠入络脑……络肾"，其经别"当心入散"，常与其他调神穴位合用治疗神志失常疾病，如脑瘫、自闭症、精神发育迟滞、多动症等。三阴交是下肢足少阴、足太阴、足厥阴经的交会穴，可以调节足三阴经经气以滋化气血生成，充养心神。

若患者证属风阳内动，表现为头晕目眩、头摇肢颤明显、舌红黯或紫黯、苔薄黄、脉弦紧，则加用四关（合谷、太冲）和风池穴以平肝息风。四关、风池与四神针又组成靳三针疗法中的"颤三针"，为帕金森病常用

庄礼兴针灸特色学术经验

组穴。若患者证属髓海不足，表现为健忘懒言、舌淡胖、苔薄白、脉沉弦无力，可于百会穴加温和灸。若患者证属阴虚神乱，表现为心悸心慌、纳差面晦、言语错乱、舌干红少苔、脉细数，可加内关、太溪。因内关为心包经络穴，络心经，有补益肾阴的作用。内关、三阴交、四神针又组成靳三针疗法中的"郁三针"，为治疗抑郁症常用组穴。

庄教授重视针刺手法，临床运用调神针法治疗本病时，强调以手法和施针顺序共同实现调神。针刺前让患者以舒适的体位接受治疗，并用语言安抚患者情绪，是为安神。首先针刺神庭、印堂二穴，缓慢进针以减轻患者疼痛和抵触情绪，用小幅度、高频率的捻转手法对神庭行针，用推弩法对印堂穴守气，使患者针刺局部产生逐渐增强的胀感，游离于他处的精神得以安定，是为定神。然后针刺四神针，使针尖朝向百会，行小幅度、高频率的捻转手法，患者和医者精神均集中于针下，是为聚神。最后针刺神门、三阴交，缓慢进针，静气守神，若局部得气感不明显，可行小幅度捻转手法以催气，得气后行补法并留针，是为养神。对于风阳内动证的患者，加用四关时可行导气同精法，平补平泻，取"补泻无形，谓之同精"之意。实际操作过程中，遇到营卫滞涩、肢体穴位较难得气的患者，庄教授常用飞法和弹法催气。为加强头部穴位安定神志的效果，头部穴位加用疏密波电刺激，以改善循环，加强督脉和膀胱经对脑髓的充养。

调神针法治疗 PDD 以 10 次为 1 个疗程，每周治疗 3 次（隔日进行），治疗前和疗程结束后均用汉密尔顿抑郁量表（HAMD）对患者进行抑郁状态评定，并观察患者帕金森症状的变化，记录其西药使用情况。治疗的目的是在减轻抑郁症状的前提下，尽量减少患者抗抑郁药的使用。部分患者的运动症状会随着抑郁状态的缓解而减轻，甚至可在神经内科医生参与下减少抗帕金森药的用量。本病虚实夹杂，通常建议患者即使疗程结束后病情稳定控制，也需要每周进行 1 ～ 2 次治疗以巩固疗效。

3. 验案举隅

患者，女，58 岁，初诊日期 2017 年 9 月 15 日。

主诉：反复右上肢颤动 8 年，加重 2 年。

病史：患者于 2009 年无明显诱因下出现右上肢颤动，静止及情绪紧张时明显，伴行走启动困难，前倾步态，时有头晕，颈部不适。曾于外院诊断为帕金森病，服用美多芭及中药治疗，症状有所缓解，2 年前上述症状逐渐加重，美多芭加量后出现剂末现象，遂寻求针灸治疗。现症见：面部表情僵硬，反应迟钝，动作迟缓，行走启动困难，走路前倾，伴心悸、心慌、易恐慌，胃纳可，眠差，二便调。舌淡红，苔薄黄干，脉细弦。查体：四肢肌力 4 级，肌张力均匀增高，病理征未引出。HAMD 评分：20 分。

西医诊断：①帕金森病；②中度抑郁。

中医诊断：①颤证；②郁证（阴虚神乱证）。

取穴：印堂、神庭、四神针、神门、三阴交、四关（合谷、太冲）、内关，肢体穴位单侧取穴。

操作：患者取仰卧位，医生针刺神庭、四神针，行小幅度快速捻转手法 30 秒，印堂用推弩法，神门、三阴交得气后行补法，合谷、太冲刺入后行飞法催气、行气，最后四关和内关均行导气手法 30 秒。随后使用 G-6805 型电针治疗仪，连接头部穴位，采用疏密波，疏波频率 5.0Hz，密波 15.0Hz，电流强度以患者耐受为度，留针 30 分钟。四肢穴位留针期间不加电针，每隔 10 分钟对四肢穴位行一次补泻手法。隔日治疗 1 次，10 次为 1 个疗程。治疗 1 个疗程后，患者失眠、表情淡漠、反应迟钝明显改善，右上肢震颤明显缓解，情绪不紧张时无震颤发作，行走前倾症状明显缓解，余无特殊不适。HAMD 评分：10 分。嘱患者将治疗频率降低到每周2次，坚持治疗。3个疗程结束后，患者每日服用半片美多芭，肢体无明显震颤发作，行走较前灵活，稍有行动迟缓，心悸心慌、易恐慌、眠差等症状未见发作。

按语： 帕金森伴抑郁严重影响帕金森患者的康复和预后，目前临床尚无统一的治疗方案。本病为"颤证"合并"郁证"，临床易忽视心神失养为发生"郁证"的病机，仅就补益肝肾、化痰息风进行治疗，收效甚微。庄礼兴教授运用"调神针法"调神养心，注重针刺手法以实现定神、聚神、养神，恢复心主神明和主宰五脏六腑的功能，取得较好的疗效。在PD早期识别抑郁状态，并运用针灸进行干预，不仅可防止抑郁症状加重带来自伤行为，还有助于患者运动症状的缓解，同时避免抗抑郁药的使用影响PD治疗，可为临床提供参考。

（刘畅，谢晓燕，庄珣，李婷）

（三）功能性消化不良

功能性消化不良（functional dyspepsia，FD）是临床上常见的一种功能性胃肠病，具有餐后饱胀不适、早饱感、上腹痛、上腹烧灼感中的一项或多项症状，经相关检查排除引起这些症状的器质性疾病。FD患者多伴随焦虑、烦闷、失眠等精神心理不适症状。其发病率高，病程长，常常反复发作。

中医无功能性消化不良病名，按其临床表现，认为其病位在胃，和肝脾密切相关，多与感受外邪、饮食不节、情志失调、劳倦过度、先天禀赋不足等多种因素有关。

1. 选穴思路

中医形神一体观认为，形与神互相依附、不可分离，形是神的藏舍之处，神为形的生命体现。中医的神有广义与狭义之分，广义之神是人体整个生命活动的主宰和总体现，狭义之神是指人的精神意识思维情志等。情志活动与脏腑功能密切相关，情志的产生、活动是脏腑的生理功能之一，对脏腑的活动起着调节控制作用，情志的异常活动也会相应影响脏腑的正常生理功能。《素问·举痛论》说："百病皆生于气也，怒则气上……思则气结矣。"脾胃为气机升降之枢纽，因思则气结，怒则气上，悲则气消，均可导致气机逆乱，升降失调，引发上腹痛、腹胀、早饱等症。《针灸甲乙经》亦指出"思发于脾而成于心"，故思虑过度，不但影响脾胃气机，还会耗伤心神，心神失养则易出现失眠、多梦等精神心理不适。

庄教授认为，FD虽病位在胃，但精神心理因素在其发病过程中占有越来越重要的地位。现代生活节奏变快，工作压力加大，大多数人常常处于紧张压抑的工作环境之中，易致自主神经功能紊乱，影响胃肠激素的分泌，导致胃肠功能紊乱。且FD患者多伴有焦虑、抑郁、失眠等精神不适症状，故在临床上常采用四神针加胃三针，疗效显著。

（1）四神针：《灵枢·本神》强调"凡刺之法，必先本于神"，在现代生物－心理－社会医学模式的影响下，心身医学领域日益发展，中医"形神统一"的思想在指导疾病治疗中尤显重要。针灸治疗更为重视"调神"。调神即用针刺调动患者体内的神气，来治疗脏腑经络、四肢百骸的疾病。《类经·针刺类》曰："医必以神，乃见无形，病必以神，血气乃行，故针以治神为首务。"临床上，庄教授治疗FD常首取四神针穴，四神针穴是"调神针法"的主穴，四穴分别落于督脉及膀胱经上，督脉"入属于脑"，足太阳膀胱经"从颠入络脑"，脑为"元神之府"，且四穴均位于百会穴附近，百会穴为"诸阳之会"，是阳气汇聚旺盛处，是接阳气升发之处，神明之所在，而四神针穴在脑部的投影区较百会穴更大，首取四穴，可调节脑腑精气，振奋精神，调神之效更显著。因神能驭气，通过调神，可使气机调畅，脾气升清，胃气降浊，上腹胀、腹痛等不适得到明显缓解；同时亦可宁神安脑，改善失眠、焦虑等精神症状。针刺该穴可改善大脑皮层活动，调节自主神经功能，改善胃肠运动从而达到缓解症状的目的。操作时，用 1 寸毫针沿头皮向百会穴方向（四针指向百会，可使神聚，调神效佳）平刺 0.3 ～ 0.5 寸，针体快速进入帽状腱膜层，针下若沉紧吸附时，行平补平泻手法。

（2）胃三针：胃三针是靳三针疗法中以经络脏腑相关原理组穴的穴组，由中脘、内关、足三里组成，取穴精简，直达病所。中脘穴是胃之募、腑之会，"六腑之气禀于胃"，"阳病行阴，故令募在阴"，六腑病症，多取其募穴。该穴可振奋脾胃之阳，温通腑气，升清降浊，对于调理中州气机有独特功效。《针灸甲乙经》曰："胃胀者，中脘主之"，取之可和胃理气、通腑化滞。内关穴是手厥阴心包经络穴，八脉交会穴之一，通阴维脉，既可借助络脉与三焦经贯通，调畅三焦气机，又因阴维脉与足三阴经并会于任脉，还与足阳明胃经相合，这些经脉循行于胸脘胁腹，能通过阴维脉联系胸腹部的经脉，因而对心、胸、胃等疾患具有良好的调节作用；心主藏神，心包代君行令，故内关穴可宁神镇静，《经验特效穴歌》曰："胸满腹痛内关刺"，取之可健脾和胃，镇痛止呕，宁心安神。足三里穴为足阳明胃经合穴之一，为五输穴之一，属土，乃土中之真土，合治内腑，足三里穴在足阳明胃经上，故可治疗本经一切疾患，取之可和中理气、健脾益胃。《灵枢·邪气脏腑病形》曰："胃病者，腹膜胀，胃脘当心而痛……食饮不下，取之三里。"该穴健脾益胃作用较强，是治疗一切消化系统疾病的主穴。三穴合用，直达病腑，共奏调畅脾胃气机之效，脾胃气机畅达，则气血化生有源，神气得养，形与神俱。操作时，内关穴用1寸毫针直刺0.5～0.8寸，中脘穴用1.5寸毫针直刺1～1.3寸，足三里用1.5寸毫针直刺1～1.3寸，三穴得气后均施以平补平泻手法。

（3）随症加减配穴：病情较重，神志衰弱者，可加素髎、人中，二穴同属督脉，具有较强的醒神开窍之功，临床操作时需注意刺激强度，以双目流泪为度。兼有焦虑、抑郁者，可加印堂、神庭；兼有失眠者，加申脉、照海。神庭穴属督脉，为督脉与足太阳、足阳明经交会穴，以神命名，庭即庭院也，盖此穴为督脉的气血汇聚之处，取之可通督脉、调元神。操作时，用1寸毫针向头顶方向平刺，透向前顶方向，针体快速刺入帽状腱膜层，针下若沉紧吸附时行平补平泻。印堂穴虽属经外奇穴，但仍位于督脉之上，取之亦可加强通督调神的作用。研究表明，该穴可增加下丘脑内5-HT的释放，从而改善患者焦虑、抑郁等精神症状。操作时，提捏进针，从上向下平刺，深0.5～0.8寸，平补平泻。申脉、照海皆为八脉交会穴之一，分别通阳跷脉、阴跷脉，《灵枢·大惑论》说："阳气满则阳跷盛，不得入于阴则阴气虚，故目不瞑矣；阴气盛则阴跷满，不得入于阳则阳气虚，故目闭也。"二脉合于目，司眼睑开合，故可以调阴阳助睡眠，常用于兼有失眠的患者。操作时，两穴均直刺0.5～0.8寸，得气后行平补平泻手法。

2. 小结

FD是一种胃和十二指肠功能紊乱性疾病，目前其病因及发病机制尚未完全明确，但随着现代生物－心理－社会医学模式的影响及脑－肠轴的发现，精神心理异常与胃肠道功能异常的内在联系愈来愈受到广大学者的重视。情志因素在FD的发生发展中作为关键因素贯穿始终，庄礼兴教授认为，西医的脑－肠轴理论与中医的整体观念不谋而合。他强调形神统一，选用四神针，通过调节整体之神，既可缓解患者精神心理症状，又能改善胃肠道症状，而胃三针取穴精简，直达病所，通调胃肠道气机，二者合用，贴合中医"形神统一"的指导思想，使脏腑－精神－气机畅达，在调节胃肠运动的同时改善患者的精神心理症状，从而进一步促进胃肠运动功能的恢复，达到治愈疾病的目的，值得在临床上进一步推广。

（周柳）

（四）中风后抑郁

脑卒中后抑郁（post-stroke depression，PSD）为一类继发于缺血性、出血性脑血管疾病的精神疾患，该病以患者愉悦感与兴趣减退或丧失、睡眠障碍、易疲劳，甚至产生幻觉、自杀倾向等为主要临床表现，属于继发性抑郁症。近些年，伴随脑血管疾病发病率的居高不下，PSD 发病率逐年递增。在中国，该病发病人数占脑卒中患者总人数的30%～50%，并且多以轻、中度为主。PSD 不仅降低了患者卒中后的生存质量，且严重妨碍认知与肢体功能恢复，延长了康复周期，为患者及家庭带来生理、心理及经济等多方面负担。临床治疗方面，本病主要予以抗抑郁药物治疗。然而，抗抑郁药物广泛且多发的不良反应以及较高的治疗费用不仅降低了患者的依从性，影响临床疗效，而且会带来其他方面的困扰。

1. 调神针法治疗思路

选穴：三阴交（双侧）、印堂、神门（双侧）、四神针、智三针。

操作方法：令患者保持仰卧位，用安尔碘常规消毒穴位及周围皮肤，根据患者体型、穴位位置等估算进针角度及深度后刺入，留针25分钟，所有穴位均采用平补平泻手法。四神针：使四针针尖朝外沿皮下平刺 0.5～0.8 寸，捻转得气后留针；智三针：沿头皮皮下向上平刺 0.5～0.8 寸，捻转得气后留针；印堂：提捏局部皮肤，将针沿皮下进针 0.3～0.5 寸，捻转得气后留针；神门：直刺 0.5 寸捻转得气后留针；三阴交：直刺 1～1.5 寸，提插捻转有向上放电样感觉后留针。进针得气后，将四神针前后两针作为一组、左右两针作为一组、神庭与印堂作为一组，加用电针，选取疏密波形，强度以患者能够接受范围内的最大刺激量为宜。

疗程：每日针刺 1 次并留针 25 分钟，1 个月后观察疗效。

结果：经过治疗后，通过对量表结果进行对比，患者的日常能力及焦虑抑郁状态均有所改善，针灸治疗 PSD 具有较明显优势，可有效改善患者抑郁症状，促进肢体功能恢复。针刺在多种疾病中均发挥着重要角色，尤其是在中风后肢体功能障碍、精神情志疾患、痛证中的应用最为广泛。而卒中后抑郁患者大多既有中医学所述中风病的表现，又有郁证相关症状，近年来受生物－心理－社会医学模式的指导，心身医学得到较快发展，这正与中医学的"形神统一"观点不谋而合。"形神统一"思想认为，"调神"在针灸治疗过程当中应占据重要角色。虽然临床上较多医家提出"调神"概念，但目前尚无无统一选穴、针刺方法等标准。

2. 小结

根据卒中后抑郁患者的临床表现，其应属中医学"郁证"合并"中风病"之范畴，同时具备躯体、精神两方面失调之表现，因而，应用庄氏调神针法治疗卒中后抑郁有较为充足的理论依据。庄教授认为，调神针法在选穴方面应主要选取督脉、太阳经腧穴，次取心、肾、肝经腧穴。督脉走行脊里，上入脑，别走太阳，且督脉统督一身阳气，故针刺督脉腧穴，尤其是头部腧穴可调理神志。督脉与太阳经交会于神庭穴，《内经》将神庭称为"脑神之宅"，所以调理脑神应当选用神庭。印堂位于头部两眉之间，属于督脉穴位，是调理人体情志的经验效穴。有研究表明，针刺印堂并加用电针可使大鼠脑内 5-HT 含量增加。四神针位处百会前后左右。诸阳相会于百会，针刺其附近的四神针可以使头部的气血流通得以改进，且激发人体阳气，改善抑郁状态。庄教授特别指出，四神针在针刺时要注意针刺方向，四针均向外平刺可起到振奋之效，PSD 应选用此种刺法。四针均向内平刺多可治疗亢奋、多动等疾病。智三针为"靳三针"经典穴组之一，由神庭穴和左右两个本神穴组成。本神穴隶属于足少阳胆经，内居脑神，亦当选用。心藏神，主司人体精神活动，神门穴属心经原穴，为心经精气汇聚之处，刺激该穴可以增强心的调节神志能力。三阴交为脾经、肾经、肝经相交会之处，刺此穴位调节三脏，益智定神。庄教授指出，应用本针法的同时应注重得气与行气。行气时，可调整针尖所指方向或用手压住肢体一端来使经气朝病变方面行进。对于卒中后抑郁的患者，应采取平补平泻法，调整神气。头部腧穴应采取捻转手法促进得气，体质虚弱得气缓慢者，可聚精会神，静候得气。得气后，头部腧穴可以加用电针以增进疗效，值得推广使用。

（孙一涵）

（五）肠易激综合征

肠易激综合征（irritable bowel syndrome，IBS）是一种胃肠功能紊乱性疾病，临床以腹痛、腹胀、腹部不适、排便习惯及性状改变为特征，患病率高，且治疗难度大。目前其发病机制尚不完全清楚，但精神情志因素与 IBS 的相关性已日趋得到重视。庄礼兴教授运用"调神针法"治疗 IBS

常获良效。

1. 基本方法

（1）选穴

主穴：四神针、肠三针、神庭、印堂、神门、三阴交、四关穴。

配穴：病情较重、神志不安者加素髎、人中；心胸部不适者加内关；兼有失眠者加申脉、照海。

（2）操作：使用75%的酒精棉球常规消毒穴位局部后，选用0.30mm×25mm 或 0.30mm×40mm毫针，各穴采用常规针刺方法。针刺得气后，施以平补平泻法，留针30分钟，每隔5分钟行针1次，每周治疗3次，4周为1个疗程。

（3）疗程：每3天左右取穴交换1次。4周为1个疗程。

2. 讨论

IBS 是一种常见的胃肠道平滑肌功能紊乱性疾病，目前其病因及发病机制尚未完全阐明，大多数学者认为精神心理、饮食、炎症等是本病发生的常见诱因，发病机制可能与肠道感染、胃肠动力紊乱、内脏感觉过敏、脑－肠轴异常及精神心理异常等多种因素有关。研究表明，恐慌、焦虑、抑郁及神经质等精神状态能够导致自主神经功能失调，使小肠与结肠的运动功能改变，分泌功能紊乱，从而诱发IBS。虽然西医学对于精神因素导致IBS 的病理机制尚未达成共识，但研究者多基于脑－肠轴的双向反馈信息传导路径，即脑肠互动，来探讨精神状态与胃肠动力异常、内脏敏感性增高等的深层联系，并认为外在的精神刺激可通过情感的皮质下整合中枢影响对应部位的消化系统调节中枢，而胃肠的异常活动又可同样反作用于高级中枢的疼痛、情感及行为区域。此外，脑肠肽作为调节胃肠蠕动、感觉、消化等生理功能及活动的重要物质，与 IBS 发生和发展存在必然的联系，其中 5- 羟色胺（5-HT）、神经肽 Y、P 物质等还与精神刺激有关，它们的含量改变或分泌异常不仅可引起胃肠道的功能紊乱，还能诱发 IBS 患者出现情志障碍。因此，在 IBS 的发病与进展中，精神心理异常作为关键诱因而贯穿始终。

临床上，庄礼兴教授常在治疗 IBS 时运用"调神针法"，旨在解决 IBS 患者的精神、心理问题，从脏腑 - 精神 - 气机三方面入手，以通调"二神"、统摄固本为基本治则，并在调畅精神情志的同时，通达脏腑气机，从而促进肠道功能的恢复，达到治愈疾病的目的。

选穴原则：督脉"入属于脑"、足太阳膀胱经"从颠入络脑"，均与脑有直接的联属关系，而《本草纲目》又载有"脑为元神之府"一论，因此，督脉与膀胱经是治疗神志相关疾病的重要经脉。"四神针"是"靳三针"重要穴组之一，具体定位为百会前后左右各旁开 1.5 寸，而百会位于颠顶部，为"诸阳之会"，其前后 1.5 寸即前顶、后顶穴，同属督脉，均为督脉脑气所发之所，按"宁失其穴，不失其经"的原则，其左右两穴，选足太阳膀胱经为主，相当于足太阳膀胱经通天穴与络却穴之间，略靠近络却穴处。故通过针刺其前后左右诸穴能调节脑府经气，振奋精神，使脑络畅通，脑髓充盈，则元神得养。

IBS 病位在肠腑，其病理基础为小肠之受盛化物、分清泌浊及大肠传导糟粕的功能失调，故伍以"靳三针"穴组之肠三针，直接作用于肠腑，其中天枢为大肠募穴，关元为小肠募穴，且大肠、小肠属阳腑，取此腹部二穴，既为近部取穴，又不失"阳病治阴"之旨，而上巨虚为大肠的下合穴，所谓"合治内腑"，取之可通调大肠腑气。三穴合用，共奏调理肠腑功能、舒畅肠腑气机之功。

盖"庭"者，即庭堂，聚集之地也，神庭穴位处天庭之上，为神之居处，可以说是督脉气血的会聚之所；而印堂穴上接天庭，下连山根，道家养生者将印堂穴称为"上丹田"，为人体精、气、神交汇贯通的重要场所，且二穴同属督脉，故取之可充分发挥通调督脉、安神醒脑的作用。

《黄帝内经》反复强调"心主神志"，认为心是统管五脏六腑的君主，亦是藏神的处所，故临床常取手少阴心经的神门穴以宁心安神，心神调，则脏腑安。而且神门为心经原穴，即心气出入留止的门户，所谓"五脏有疾，当取之十二原"，故刺之可调节心经气血，使心气充沛，心血充盈，心神得调。

三阴交是足三阴经交汇处，能疏理肝、脾、肾三经经气，具有健脾、疏肝、补肾之功，且其隶属足太阴脾经，病候原文所述"腹胀""溏""泄"等恰与腹泻型IBS症状相似，而IBS发病又与肝、脾、肾三脏密切相关，盖脾主运化、肝主疏泄、肾司二便也，故三阴交可谓治疗IBS的一大要穴。

合谷、太冲分别为手阳明大肠经及足厥阴肝经之原穴，原穴乃脏腑原气经过和留止之处，而原气则源于肾间动气，通过三焦运行于脏腑，为人体气化之原动力，故二穴配伍不仅可调整人身之气化，且一阳一阴、一上一下，相互为用，具有调和气血、疏肝解郁的功效，所以兼夹肝郁、气滞、血瘀等证的情志紊乱性疾病均可用之。

素髎、人中同属督脉，具有较强的泻邪作用，能够醒神开窍，适用于病情较重、神志不安者。内关为手厥阴心包经络穴和八脉交会穴，既可通过络脉与三焦经贯通，又能借助阴维脉与胸腹部的六经相互维系，因此内关对三焦气机及心、胸、胃等疾患均有良好的调节作用，具有条达气机、安神定志的功效。申脉、照海，分别与阳跷脉、阴跷脉相通，且二脉合于目，司眼睑开合，若阳气满而阳跷胜，则目张而不寐，反之，阴气盛而阴跷满，则目闭而欲寐，所以刺此二穴可调节跷脉的阴阳盛衰，改善睡眠的质量，故常用于兼有失眠的患者。

3. 小结

庄礼兴教授运用"调神针法"治疗 IBS，强调心神、元神对机体的统摄作用，故以通调"二神"、统摄固本为第一要务，针刺选穴以心经之神门、脾经之三阴交、督脉之神庭、印堂及"靳三针"穴组之四神针为主，旨在调心神、通督脉、养元神，并伍以局部取穴——"肠三针"（天枢、关元、上巨虚），意在疏理肠腑、调畅气机，以及整体取穴——"四关穴（合谷、太冲）"，意在调和气血、疏肝解郁。但临床上所见 IBS 病情复杂，轻重不一，故运用"调神针法"尤须注意辨证论治，随症加减配穴。如病情较重、神志不安者，可加素髎、人中以通督醒神开窍，加内关以安神定志；兼有夜寐不安者，可配申脉、照海以调阴阳助睡眠。

（杨子宇，梁诗敏）

（六）小儿单症状性夜遗尿

小儿单症状性夜遗尿（monosymptomatic nocturnal enuresis，MNE）属于儿童原发性遗尿症（primary noc-turnal enuresis，PNE）的一种，是指仅有夜间尿床，日间排尿正常，不伴有泌尿系统和神经系统解剖或功能异常。《中国儿童单症状性夜遗尿疾病管理专家共识》对 MNE 的诊断要点包括：①患儿年龄 ≥ 5 岁；②患儿睡眠中不自主排尿，每周 ≥ 2 次，并持续 3 个月以上；③对于大年龄儿童诊断标准可适当放宽夜遗尿次数。尽管遗尿症有自愈倾向，但仍有 0.5% ～ 2.0% 的患儿症状持续至成年。此病在中西医儿科、针灸门诊均较为常见。

1. 病因病机

小儿单症状性夜遗尿根据症状，应当属于中医学"遗溺""尿床"等范畴。《素问·宣明五气》曰："五气所病……膀胱不利为癃，不约为遗溺。"《诸病源候论·小便病诸候·尿床候》载："遗尿者，此由膀胱有冷，不能约于水故也。"中医认为遗尿的基本病机为膀胱不约，辨证分型包括下元虚寒、肾气不固、肺脾气虚、肝经湿热、心肾不交等。

庄礼兴教授认为小儿遗尿与膀胱气化不利，不能约制下焦有关。根据经络辨证，认为本病的发生与膀胱经、督脉相关，《难经·二十八难》载督脉循行"并于脊里，上至风府，入属于脑"，《灵枢·经脉》载膀胱经循行"从颠入络脑"。根据脏腑辨证，认为小儿遗尿病位在肾与膀胱，并与心、脑的功能密切相关。督脉循行背之正中，为阳脉之海，膀胱经为太阳之总纲，针刺调节督脉与膀胱经可起疏通全身阳气，上可达脑以益髓醒神，下可达下焦以温煦膀胱，助其气化以固涩。"脑为元神之府""脑主神明"，庄教授主要于头部选穴，通督醒神，刺激大脑皮层，促进患儿神经系统发育，对因治疗，这与现代研究发现 MNE 由小儿大脑皮质、皮质下中枢功能失调引起的观点契合。

2. 从"神"论治

庄教授认为，小儿遗尿症应属于躯体情志疾病。遗尿不仅影响患儿生活，还可导致低落、愤怒等消极情绪，同时这些负面情绪又可加重遗尿症状，故小儿遗尿当从"神"论治。其一，小儿夜寐不能感知尿意而遗尿，当通督醒神以知尿意，穴取四神针、神庭、足运感区；其二，小儿遗尿日久，自尊心受损，且多被家长指责，出现沉默寡言、内心抑郁等消极情绪，当调心安神以畅情志，穴取神门、太冲。对于小儿，针刺手法需要轻柔，追求快速无痛进针，减轻患儿恐惧心理，配合施术；重在补泻，补泻手法一看辨证，补虚泻实，无犯虚虚实实之诫，二察针下气感，或捻或提，导气同精，以致平和。

（1）头针透刺以通督醒神：四神针，穴取百会穴前后左右旁开1.5寸，四穴位于人身颠顶，为阳气汇聚旺盛之处，沟通督脉和膀胱经，四针针尖向内，功效为补，调神醒神之功较单刺百会穴有效。庄教授经验刺法：取1.5寸针，四穴进针方向均朝向百会穴，平刺进针25～30mm，针体进入帽状腱膜下，指下沉紧若吸之时，行快速捻转法，持续0.5分钟，15分钟后行针1次，30分钟时再次行针后出针。

神庭，督脉、足太阳经、足阳明经交会穴，穴居头颅之上，内应脑府，功可醒神调神。庄教授经验刺法：取1.5寸针，针尖朝向头顶方向，平刺25mm，透向四神针之前顶穴，快速捻针达120～200次/分，调气行气，使经气朝向前顶穴，协同四神针之功效，行针频率同四神针。足运感区，属头针疗法，定位在前后正中线中点旁开左右各1cm，向后引平行于正中线3cm的直线。足运感区是旁中央小叶在大脑皮层的投射区，旁中央小叶是人体中枢排便控制区，刺之可提高大脑皮层对脊髓排尿中枢的调节，使括约肌、逼尿肌的舒张及收缩功能恢复正常。庄教授经验刺法：取1寸针沿皮向后平刺20mm，两针相接透刺，行快速捻针手法，120～200转/分。

（2）辨证配穴以调心安神：庄教授临证对于MNE，强调个体化治疗，必先了解小儿排尿的训练过程、有无导致紧张心理的因素，尤其注重与家长沟通，争取配合，交代"特殊家长医嘱"：睡前适当控制摄入水量；睡前排尿；熟睡中的患儿，父母在其遗尿时间之前唤醒，使其习惯醒时主动排尿；切勿打骂呵斥患儿，加重患儿精神负担，形成恶性循环，导致顽固性遗尿。对难治性遗尿患儿，庄教授常加用神门穴，取1寸针直刺

12 ～ 20mm，行导气同精针法，一穴同治原发病与情绪病，疗效显著。对情绪激动、易激惹、脉弦的患儿，加用太冲穴，直刺 12 ～ 20mm，行捻转泻法，匀速捻针，针感平和，一则以防太冲穴针感强烈惊吓患儿，二取平肝火、条肝木以安神。

（3）远调气血以补肾固涩：三阴交为足太阴脾经之穴，与足少阴肾经、足厥阴肝经相交会，足三阴之脉均循于少腹，其筋结于阴器，又与冲任二脉关系密切，有健脾益气、调补肝肾之功。庄教授治疗泌尿生殖系统疾病，常于三阴交应用迎随补泻手法，针尖方向沿着经络走向，随而济之，缓缓导气，使针感上传向少腹、会阴区，以趋气到病所。

夜尿点为经验穴，又名肾穴，位于掌面小指第 2 指关节横纹中点处。庄师经验刺法：令患儿手心向上，小指伸直平放，直刺 5 ～ 8mm，用轻柔捻转法，使麻胀感向掌部放射，间断捻针，不加电针，留针 30 分钟。

（4）近治局部以调节膀胱：关元为任脉与足三阴经交会穴，穴居脐下，为元气生发之处，刺之能激发丹田之气，振奋肾气，固摄有权，鼓舞膀胱开阖有度，小便得以正常地贮存和排泄。庄教授经验刺法：进针时针尖朝向会阴部，深度 20 ～ 25mm，行捻转补法，手法轻柔，小幅度缓缓补之，不求强烈的酸麻胀针感，患儿易于接受。中极为任脉、足三阴经交会穴，膀胱募穴，内应膀胱州都之府，刺之可通利膀胱，启动气化。从神经支配角度分析，中极穴由 T12 ～ L1 脊髓节段神经支配，膀胱由 T12 ～ L2 和 S2 ～ S4 脊髓节段神经支配，二者神经支配有相当一部分重叠，因而中极穴是临床上治疗排尿障碍的重要穴位。针刺调节膀胱的机理已得到临床实践和动物实验的充分证实，认为针刺主要通过影响与排尿相关的外周、中枢神经的活动以及神经递质的释放来起到调控膀胱功能的作用。庄教授经验刺法：舒张进针，针尖稍向会阴部，进针约 25mm，行导气同精法，使针感下传放射至会阴部为佳，以趋气至病所。

3. 讨论

MNE 发病机制目前尚未完全清晰，研究认为与中枢神经系统、生理节律（睡眠和多尿）、膀胱功能以及遗传等多种因素相关。庄教授从遗尿与神志互相影响、互为因果的关系中，悟出"调神"乃是关键。调神体现在两方面：①小儿大脑皮层神经功能尚未健全，出现遗尿，针刺突出"脑主神明"，取督脉为用，通督补肾、醒神开窍，促进神经系统发育，使患儿在熟睡中能感知尿意而起床小解；②遗尿症患儿多表现为自卑、焦虑，社会适应能力差，甚至出现较严重的精神心理问题，由躯体疾病导致情志病。通过调神，减轻情志障碍，打破恶性循环，为临床治疗躯体情志疾病提供新的角度和思路。

庄礼兴教授调神针法治疗小儿单症状性夜遗尿，取四神针、神庭、神门、三阴交、太冲，配合常规有效经验穴，单侧取穴，取穴精简，易被小儿接受，依从性高，可坚持配合。隔日针刺，每周 3 次，4 周为 1 个疗程，MNE 患儿治疗 3 次多见效，配合行为训练，停针后随访，疗效稳定。

庄教授强调，针灸之前当先安抚患儿情绪，使患儿安静、放松，消除其恐惧针灸心理，注意针灸手法轻柔，避免强刺激、重手法导致哭闹。患儿哭闹不配合针刺，有出现弯针、自行拔针的风险，而且哭闹时气机失畅、神识不定，不利于医者施术以调心安神。《景岳全书·杂证谟·遗尿》记载："其有小儿从幼不加检束，而纵肆常遗者……志意之病也，当责其神，非药所及。"小儿遗尿，与幼时未形成良好排尿习惯有关，日久可加重家长焦虑程度，临证时当争取家长配合，以家庭为治疗基地，指导行为训练，以臻"个体化调神"，最大限度恢复患儿自尊。

4. 按语

庄礼兴教授应用调神针法治疗小儿单症状性夜遗尿注重经络辨证与脏腑辨证，认为病位在肾与膀胱，与心、脑功能失于协调有关。调神针法是庄礼兴教授在继承"靳三针"疗法治神思想的基础上进一步发展建立的科学有效的针灸取穴和操作方法，取头部督脉为主的腧穴作用在脑以调神，通过辨证取穴调节气血、脏腑功能，配合补泻手法，以改善排尿功能，治疗效果确切且稳定，可减少遗尿复发率，降低难治性遗尿症中抗抑郁药物的使用，值得针灸科、儿科临床推广。

（谢晓燕）

（七）痉挛性斜颈

痉挛性斜颈是以颈部肌肉不自主收缩，导致头颈部出现运动增多和姿势异常为主要表现的局灶性肌张力障碍性疾病，临床常表现为单侧或双侧颈部肌肉疼痛紧缩，并累及周围肌肉，头部不自主向一侧偏斜。随着工作压力的增大，痉挛性斜颈的发病率逐年增高，严重影响患者的生活质量。

1. 病因病机

痉挛性斜颈为临床难治之症，对于该病目前西医尚无根治方法，多采用局部痉挛肌群注射 A 型肉毒素来治疗，但此治疗方法仅可缓解症状，且持续时间较为短暂，复发率较高，需要多次反复注射，暂未见长期疗效报道。

中医学将痉挛性斜颈归属于"痉证"范畴，属经筋皮部病，常因精神压力、疲劳、紧张、应激等因素而加重。中医传统针刺治疗痉挛性斜颈亦收效欠佳。庄礼兴教授认为，本病的发病常与情志与外感因素有关。患者多因长期高强度伏案工作，精神压力大，加之外受风寒之邪，闭阻经脉，颈部失养，精血无法上供于脑，供养脑神之源不足，导致神机妄动，神气妄乱，经脉拘挛闭塞而发此病。庄礼兴教授因此提出采用调神针法治疗痉挛性斜颈。

2. 调神针法治疗思路

考虑到该病发病与情志及外感因素相关，神机妄动，神气妄乱，经脉拘挛闭塞而发，又因"人神所注，气血精明，三百六十五络皆上归于头"，故庄礼兴教授认为，对于该类头面部及肌张力障碍性疾病，不仅要通调经络，而且要兼顾调神。为此，庄礼兴教授以安定调神、柔筋通络为法，选择督脉、足太阳膀胱经穴及相关配穴，采用"调神针法"，突出神志在本病中的主宰地位。调神针法是庄礼兴教授基于其30余年的临床实践而总结提出的治疗神志相关疾病的经验疗法，在临床运用中疗效较显著。主穴突出以神论治，常取印堂、神庭、百会、四神针、神门、三阴交等，诸穴皆有"调神"效果，共用可使脏腑阴阳平衡，神机畅达，从而共奏安神定志之效；同时根据不同疾病选用不同配穴。对于痉挛性斜颈，庄礼兴教授所选配穴以局部取穴为主，常取颈夹脊、风池、天柱等。

主穴中的百会穴位于颠顶，属于督脉，为人体最高点之穴位，能升提诸阳之气，补益诸经，宁神安脑。四神针属于传统靳三针组穴，位于百会前后左右各1.5寸处，通过针刺百会上下左右诸穴能改善头部经脉气血，继而统调全身气血，振奋阳气，鼓舞正气，使阴阳平衡，心神得安。此外，因四神针较四神聪在头脑部的投影区更大，且皆位于督脉及膀胱经上，可扩大对脑部的作用，增强疗效。针刺四神针时针尖方向亦有讲究。庄礼兴教授认为，针尖均指向百会穴，意为内收之意，有收神、敛神之效，使患者神志调和安定。神庭、印堂均为督脉穴位。神庭之名体现出督脉上行之气在此处汇聚，为督脉脉气所发，乃足太阳膀胱经与督脉的交会穴，与印堂合用可调节督脉经气，宁神安脑。神门乃心经原穴，《素问·灵兰秘典论》说："心者，君主之官，神明出焉。"心主神明，针刺神门可安神定志，调理心神，与督脉诸穴配合，调节心神及脑神，共奏调节整体神志之功。三阴交为肝、脾、肾三经交会处。《针灸聚英·杂病歌》中载有安神针法，说："不得卧兮，并治三阴交一穴，通宵得寝定安然。"脾统血液，肝藏血行气，肾藏精，因此针刺三阴交穴可疏通三条阴经，达到健脾益血、调肝补肾、安神定志的效果。颈夹脊及天柱均为病变局部取穴，可疏通局部气血经络，并可刺激其深部交感神经、臂丛神经进而调节局部功能形态。风池既为局部穴位，可疏通局部经脉，亦为祛风散寒之要穴，起到散寒解痉之功。诸穴合用，突出调神一法，体现调节神志在治疗本病中的重要性。

《难经·二十八难》说："督脉者，起于下极之俞，并于脊里，上至风府，入属于脑。"《素问·骨空论》说："督脉者……上额交颠上，入络脑。"可见督脉与脑神关系最为密切，督脉各穴均可养脑安神，起到调节人体整体神志的作用，且颈项部恰是督脉循行所过。《素问·骨空论》说："督脉为病，脊强反折。"根据"经络所过，主治所及"的治则，治疗痉挛性斜颈，主穴选取督脉百会穴、神庭穴、印堂穴，结合靳三针穴组四神针，配伍三阴交穴，再配合局部颈夹脊及风池穴、天柱穴，共奏安神定志、柔筋缓急之效。

3. 验案举隅

患者，杜某，男，37 岁，就诊日期：2016 年 9 月 3 日。

主诉： 左侧颈肩部疼痛 7 个多月，加重伴不自主左倾 4 个月。

病史： 患者 7 个月前无明显诱因出现左侧颈肩部紧绷、疼痛感。4 个月前左侧颈肩部疼痛加重伴头颈部不自主左倾。2016年6月于外院颈椎正侧位片示：颈椎轻度骨质增生。彩色经颅多普勒检查结果显示：双侧大脑前动脉血流速度偏快。该院诊断为"颈椎病焦虑状态"，治疗采用口服曲唑酮片、乙哌立松片、复合维生素B片、黛力新片，但症状未见明显缓解。

就诊时症见：神清，精神一般，左侧颈肩部紧绷、疼痛感，头颈部不自主左倾，情绪激动时明显。舌淡，苔白腻，脉沉细。查体：神经系统查体未见明显异常。辅助检查：颅脑MRI及肌电图均未见明显异常。

西医诊断：痉挛性斜颈（侧屈型）。

中医诊断：痉证（刚痉）。

治则：安定调神，柔筋通络。取穴以督脉、足太阳膀胱经穴为主。

主穴：印堂、神庭、百会、四神针、神门、三阴交；

配穴：颈夹脊、风池、天柱。

操作：患者取坐位，充分暴露针刺部位，腧穴局部消毒后，以1～1.5寸毫针刺入0.3～1.3寸。其中印堂、神庭、百会、四神针行快速捻转刺激，120转/分，其余各穴行平补平泻法，以局部酸胀为度，四神针针尖方向均指向百会穴，三阴交穴针尖方向稍向上。每次留针30分钟，每日1次，10次为1个疗程。治疗1个疗程后，患者局部疼痛及肌肉紧张感已有所减轻；3个疗程后，患者颈部已基本无侧倾，无其余特殊不适感。随访3个月，预后良好，未复发。

4. 按语

痉挛性斜颈为临床难治之症，对于该病目前临床上西医尚无根治方法，而中医传统针刺治疗本病大多以舒筋活络、解痉止痛为法，取穴以局部经脉为主，临床收效甚微，施治不当可能加重肌肉痉挛之趋势，以调节神志为法行针刺治疗者甚少。庄礼兴教授运用独特的"调神针法"，从调节整体神志论治，以安定调神、柔筋通络为法，突出神志在本病中的主宰地位，使机体趋于平和，疾病痊愈，收到较好的疗效。本法可供临床借鉴，具有一定的临床推广应用价值，对于其余头面部疾病或肌张力障碍性疾病，亦可以考虑从调神方面论治，或能收效。

（曾访溪）

二、针灸治疗肿瘤经验

肿瘤一直是困扰临床医生的难题，具有死亡率高、发病率逐年上升的特点，且预后不良，往往伴有多种并发症，属于严重威胁人类健康的重大疾病。目前主要的临床治疗包括化疗、放疗、手术等方法，但是放、化疗的副作用，以及术后的各种并发症往往会大幅降低患者的生活质量，严重影响疾病的预后。中药、针灸等中医治疗方法在降低放化疗副作用、缓解疼痛、提高生活质量等方面具有良好的临床疗效。

国医大师周岱翰治疗肿瘤的主要方法并不是以彻底消除肿瘤为目的，而是通过中医中药干预，控制肿瘤生长速度，降低并发症发生率，使患者"带瘤生存"。庄教授认为从中医角度解释，肿瘤是由于正气不足，致"内生五邪"而发病，也就是说和患者正气不足、阴阳失调、脏腑功能失调等因素有密切关联。而针灸在治未病和疾病康复方面有很好的临床疗效，所以结合针灸方法对肿瘤防治大有可为。

诸多岭南名医在肿瘤治疗方面具有丰富的临床经验，比如司徒铃教授采用瘢痕灸足三里的方法来增强患者体质；庄教授强调可以通过针灸背俞穴以调整五脏六腑的功能，达到针对性改善患者症状的目的。

1. 穴位注射，减轻放化疗后胃肠道反应

对于顽固性呃逆、呕吐，可深刺膈俞穴加电，针尖方向斜向脊柱，可以直接抑制呕吐；还可采取穴位注射的方法，取膈俞、胃俞、足三里等穴位，采用维生素 B_6 50mg+ 维生素 B_{12} 500μg；灭吐灵或盐酸消旋山莨菪碱注射液 2mL 进行穴位注射。操作上要注意先朝脊柱方向深刺，待患者得

气有胀麻感后再推药。庄教授不仅重视针灸治疗，临床上更加重视针药结合。比如肿瘤放疗后，患者体质虚弱，导致频繁呃逆，庄教授提出可采用高丽参 10 ～ 20g，砂仁 5 ～ 10g 隔水炖，让患者少量多次饮用，以大补元气，增强体质。

2. 隔附子饼灸提高造血功能

放疗后患者易出现骨髓抑制，表现为白细胞减少、贫血、出血等症状，也可导致免疫功能下降，加重感染的发生率，使化疗不能按时定量完成，此属中医学范畴的"虚劳病"，其与肾、脾、骨髓有关，针灸原则以健脾补肾、补益气血为主，可针刺或艾灸大椎、肾俞、悬钟、足三里等穴。庄教授通过临床观察发现，隔附子饼灸，能使正常人或放化疗后骨髓抑制病人的白细胞、红细胞、血小板明显回升。

3. 电针四关穴缓解癌性疼痛

针灸在缓解肿瘤引起的疼痛方面的临床疗效显著，得到了广泛的应用。庄教授常采用电针四关穴，镇痛效果较好。自 20 世纪 70 年代起，合谷穴便被用于针刺麻醉与镇痛。操作中，庄教授提倡通过提插、捻转等手法进行强刺激，使患者产生明显针感从而达到良好的止痛效果；同时还善于运用调神针法缓解患者因慢性疼痛导致的焦虑情绪。

运用调神针法时，庄教授强调以下两点注意事项：①注意快速进针；②通过尽量延长留针时间，并配合手法对穴位进行强刺激，以保证良好的止痛效果。比如在对素髎穴进行刺激时，以病人流出眼泪为基准，确保针刺效果。

4. 调神针法治疗肿瘤继发焦虑、抑郁症状

由于患有肿瘤，加之放化疗后的毒副作用，患者多出现不同程度的抑郁、焦虑症状，而长期的抑郁、焦虑又影响患者精神、躯体、免疫功能

庄礼兴针灸特色学术经验

等，导致恶性循环。调神针法，是庄教授在多年临床实践中，继承并进一步发展靳三针疗法的组穴特点和治神思想，形成的一套以治疗神志病为主的针法。由于督脉与膀胱经的循行与脑密切相关，所以调神针法的主穴、配穴以督脉、膀胱经穴为主。调神针法通过调神三法，包括安神、聚神、养神以调息养神、顾护气血，缓解患者的抑郁、焦虑症状，避免因不良情绪而加重病情。

针灸医家将肿瘤作为一种慢性疾病进行防治，以未病先防、既病防变、控制后防复发为原则，通过缓解放化疗引起的消化道反应、骨髓抑制等，在肿瘤治疗中发挥越来越重要的作用，可以极大延长患者生命，改善患者生活质量。目前西医在治疗和认识肿瘤发生机制中以患者免疫机制为主，与中医顾护正气、平衡阴阳、调节脏腑、增强体质的思想不谋而合。庄教授认为，肿瘤的发病与体内正气密切相关，而环境、饮食、生活习惯等因素皆会影响正气而导致肿瘤的发生，所以平时生活中，需要注重通过良好的生活习惯顾护正气，所谓"正气存内，邪不可干"。在未来肿瘤的防治中，中西医结合、针药联用有极大的发展前景，对于患者而言也具有极其重大的意义，值得医者共同求索。

（范靖琪，庄礼兴）

三、刺络放血疗法经验

放血疗法至少有 3000 年的悠久历史，可追溯至新石器时期。其作为人类最初的医疗手段，曾被世界各地人民所使用。放血疗法一直以来在降压、镇痛、泄热、缓解急性症状等方面具有较好的临床疗效。由于很多人对中医知识不了解，很容易将中医的放血疗法和西医的放血相混淆，从而对其产生误解。比如曾经有网络评论家说美国首任总统华盛顿因放血而死，所以中医的放血疗法是欧洲中世纪就已经丢弃的疗法，甚至引起了中医是伪科学这样的议论。

对此，庄教授强调，中西医的放血疗法是有很大区别的。中医的刺络放血有着深厚的历史积淀和丰富的理论基础，对于放血的量和部位等有严格的操作标准。《灵枢·九针十二原》提到"菀陈则除之"，即以放血疗法治疗瘀血、脉络不通等病症，是中医放血疗法的理论基础。欧洲放血疗法的主要目的是去除人体内多余的液体，和灌肠、催吐等方法的原理类似。在工具使用上，中医采取严格消毒的三棱针、蜂针、注射针头等。而且对于放血量也有严格的标准，可用"微量""少量""中等量"和"大量"来描述（1mL 约为 15 滴）。微量指出血量在 1.0mL 以下（含 1.0mL）；少量指出血量在 1.0 ～ 5.0mL（含 5.0mL）；中等量指出血量在 5.0 ～ 10.0mL（含 10.0mL）；大量指出血量在 10.0mL 以上。出血量如果超过总循环血量的 20% ～ 25% 就可能出现出血性休克，我们把这个出血量叫危险出血量，这个血量就是一次放血量的底线。中医放血疗法更讲究因时、因地、因人、因病制宜。

庄教授在临床中常将放血疗法用于以下方面：

1. 在急救方面，对井穴和人中穴进行针刺放血可以促醒、退热，点刺少商穴放血 5 ～ 7 滴可治疗急性扁桃腺炎。

2. 在治疗瘀血所致疾病方面，对委中穴进行刺络放血治疗急性腰扭伤效果显著。急性腰扭伤属于膀胱经循行部位瘀阻，往往疼痛难忍，而委中穴为膀胱经的合穴，所谓"经脉所过，主治所及"，所以选用委中穴进行刺络放血，止痛效果显著。

在具体操作中，庄教授强调委中穴放血量不是越多越好，一般情况下 5 ～ 20mL 即可；由于急性腰扭伤的患者往往站立困难，所以不一定要站位放血，可以采取卧位，采用五号注射针头针刺后加火罐吸附，以促进出血。

3. 百会穴或太阳穴刺络治疗高血压、头痛效果较好。

东北地区是高血压高发地区，民间治疗方法常采用患者头低脚高位，百会穴放血 100 ～ 200mL。而庄教授认为百会穴位于颠顶，与足厥阴肝经有密切联系，在百会穴放血具有平肝息风的作用，所以百会穴放血只适用于辨证属于肝阳上亢型的高血压头痛患者，且出血量 5 ～ 10mL 即可。庄教授强调，医者应该清晰地认识到这个方法并不能治愈高血压，只能缓解、控制血压升高的症状，日常的控制和维持依然需要西药配合。

4. 耳尖放血治疗面瘫是岭南名医杨文辉教授的常用方法，适用于起病两周内的急性期，如贝尔综合征起病两周内。耳尖放血主要以泄热为主，所以只适用于辨证属于热证者。

在操作中，庄教授强调，由于耳尖的血脉较细，容易放不出血，可以通过揉搓耳朵来促进放血。杨文辉教授常采用小刀横割耳背毛细血管经过处，也可起到较好的放血效果，放血量 2～3mL 即可。

偏头疼同理，庄教授曾成功治疗一名偏头痛患者：该患者有 18 年偏头痛病史，反复发作。就诊时头痛严重致流出眼泪，庄教授辨证为少阳经火热证，耳尖放血后当场止痛，经过针药结合调理，两年内偏头痛未再发作。

5. 放血疗法还可用于治疗外伤、手术、肿瘤以及中风后导致的语言不利。庄教授采用此种方法的理论源自靳三针的舌下三针（组穴为上廉泉、左廉泉、右廉泉），左、右廉泉实际上是外金津、外玉液，金津、玉液位于舌头下方舌系带两旁，而在口腔里面针刺金津、玉液并留针的难度较大，故靳老的舌下三针选取了外金津、外玉液以补充内金津、内玉液的不足。所以为了达到刺激舌下金津、玉液的目的，庄教授在临床操作中强调要用 1.5 寸针深刺至 1.3 寸左右，以针到患者不能讲话为标准，才能取得较好的临床疗效。金津、玉液放血具体的操作方法：在患者可以顺利配合的前提下，让患者张口伸舌，可用纱布拽住患者舌头，直接对金津、玉液进行点刺，出血至 3～5mL，临床证明比舌下三针效果更好。

庄教授曾成功治疗一例脑外伤术后语言不利。该患者为一名讲师，因车祸导致瘫痪，经过手术后，运动功能恢复，但不能讲话，于是来庄教授处就诊。因患者身体状况较好，配合度高，所以采用 5 号注射针头点刺金津、玉液，患者体质较壮实，故放血量达到 10mL，治疗后当场即能发双音词，经过 3 个月的针灸调理，患者语言功能基本恢复，重返讲台。

中医放血疗法具有丰富的理论体系支撑，在放血量、使用工具、操作方法上有着严格的规范和标准。医者在严格掌握基本操作方法的基础上，对适应疾病进行准确辨证，注重三因制宜的治疗原则，往往可以收到较好

庄礼兴针灸特色学术经验

的临床疗效。由于其具有操作简便、副作用小、缓解急性症状效果显著等优点，放血疗法在适应疾病谱等方面具有很大的发展前景和空间，值得医者在日后共同求索。

（范靖琪，庄礼兴）

四、灵龟八法之灸法运用经验

灵龟八法又称奇经纳卦法，是在八卦、河图、洛书的基础上，吸收了《灵枢·九宫八风》的主要内容，结合人体十二经脉与奇经八脉的气血会合规律，取正经和奇经相通的 8 个穴位（八脉交会穴），配合八卦，按日时干支进行推算，逐日按时取穴的方法。其诞生之初就有"或行针，或着艾，在乎用之者之能以临时机变，活法施之，不可独拘于针也"的说法。可见灵龟八法之灸法古所有之，而近来相关研究论述却甚少提及。我们搜集相关古今文献，试图从理论源流及实际应用上探讨灵龟八法之灸法（为便于行文，下面简称灵龟灸）在临床上的指导意义，促进针灸学术的发展。

1. 灵龟灸源流

"灵龟八法"之名首见于徐凤所著的《针灸大全》。该书卷四载有灵龟八法、灵龟八法图、八脉配八卦歌、八脉交会八穴歌、八法逐日干支歌及八法临时干支歌等大量按时取穴的内容，并详举了八穴主治作用，提出"以上八脉主治诸证，用之无不捷效，但临时看证，先取主治之穴，次取随证各穴而应之。或行针，或着艾，在乎用之者之能以临时机变，活法施之，不可独拘于针也"。这也是灵龟灸法首次见诸文献。而后杨继洲《针灸大成》亦载有"上八法，先刺主症之穴，随病左右上下所在，取诸应穴，仍循扪导引，按法祛除。如病未已，必求合穴，须要停针待气，使上下相接，快然无所苦，而后出针。或用艾灸亦可。在乎临时机变，不可专拘于针也"，并列举了择时灸治验案数则。而在近现代，只有少数如承淡

庄礼兴针灸特色学术经验

安《子午流注针法》、郑魁山《子午流注与灵龟八法》等略有提及灵龟八法用之灸法亦可，并未详细论述。考之现代文献，亦只有王克键《浅谈时间灸法》以及湖北中医药大学关于灵龟八法开穴灸对阳虚模型大鼠的调节机制研究等少数相关研究，可见灵龟灸并未引起后人足够的重视。

2. 灵龟灸操作与应用

《灵枢·官能》有言："针所不为，灸之所宜。"我国古代医家很早就将时间灸法作为预防和治疗疾病的手段应用于临床。灵龟八法于诞生之初就是或针或艾，活法施之。针刺通调气血固有其独到之处，但临床疾病千变万化，必有针药不及之处，若舍灸法而谈灵龟八法，是失其本意也。

（1）灵龟灸计算开穴方法：灵龟八法本不专为针或灸所设，它只是一种计算开穴的方法。无论灸、刺，都需先明开穴所在。推算灵龟八法的开穴方法，在《针灸大全》和《针灸大成》中皆有详细记载。只需要对照八法歌、八法五虎建元日时歌、八法逐日干支歌和八法临时干支歌，推算开穴时，先查知当日的干支是什么（可查万年历表或通过相应的计算），然后根据五虎建元歌决定出当日时辰的干支，再根据"逐日干支"和"临时干支"得出这四个干支代表的数字，将此四个数字相加，阳日除以九，阴日除以六，余数就是所开穴位代表数，根据穴位代表数查八法歌就知道是开哪个穴。当没有余数的时候，即以阳日或阴日的除数作为余数开穴。

例如，甲子日的庚午时该开何穴？首先查"逐日干支歌"可知代表日的干支数，甲是十，子是七；查"临时干支歌"可知代表时的干支数，庚是八，午是九；然后将十、七、八、九,四数相加，等于三十四。甲、丙、戊、庚、壬是阳干，乙、丁、己、辛、癸是阴干，故甲子是阳日，应该除九，余数是七。查八法歌知七是后溪穴，即知甲子日的庚午时，当开后溪穴。

（2）灵龟灸操作应用：据《针灸大成》所载灵龟八法针刺之法"上八法，先刺主症之穴，随病左右上下所在，取诸应穴，仍循扪导引，按法祛除。如病未已，必求合穴，须要停针待气，使上下相接，快然无所苦，而后出针"，此针法之理亦灸法之理也。八穴各有相应所治主症，《针灸大成》中卷五详载八脉八穴主治病症及兼症配穴。如公孙穴其主治病症"九种心疼延闷，三聊翻胃难停，酒酣积聚大肠鸣，水入胸中膈病。脐痛腹疼胁胀，肠风疟疾心疼，胎衣不下血迷心，泄泻公孙立应"。其后详列各兼症配穴"九种心疼，一切冷气：大陵中脘隐白；痰膈涎闷，胸中隐痛：劳宫膻中间使……"其治法皆是"凡治后症，必先取某穴为主，次取各穴应之"。今人用灵龟八法有"按时取穴法"，有"择时取穴法"。其中"按时取穴法"即来诊之时无论所开之穴与病症相不相符，皆先取开穴，再配以辨证取穴。而"择时取穴法"即推算病症对应之八穴开于何时，约定时间针刺。其实"按时取穴法"并不符合灵龟八法本意，高武《针灸聚英》早已明言其非，其卷二载："今人泥其图而不详其说，妄言今日某日，某时其穴开，凡百病皆针灸此开穴；明日某日，某时其穴开，凡百病针灸明日开穴，误人多矣。今去其图，直录其说。使人知某病宜针灸某经某穴，当用某日某时开方针。"若此时之开穴与病不相合，即意味着此时病邪所在之穴正处于闭穴，必如汪机《针灸问对》所言"或邪已过未至，亦根据其所定时穴刺之，宁不反增其病耶"。可见正规灵龟八法的应用当先审其病症，拟定某日某时开方针，于约定日开穴之时，先刺主症之穴，次取各穴应之。如病未已，必求合穴，须要停针待气，使上下相接，快然无所苦，而后出针。

其灸法亦如此，若欲行灸法，需先明灸法补泻之理。灸法补泻当遵《内经》"以火补者，毋吹其火，须自灭也，以火泻者，疾吹其火，传其艾，须其火灭也"之法以补虚泻实。然后视相关疾病，对应八穴之何穴，推算其开穴时间，亦如上针刺之法所言先取主穴灸治，次取各穴应之。如病未已，再求合穴。当然现代发展后亦有直接主客穴相配，再配以应穴。如承淡安《子午流注针法》就提到八穴主客穴相配，可以左针右病、右针左病，上下相应取穴，可获得显著的反射作用和诱导作用。

（3）灵龟灸应用范围：根据古今相关文献，灸法主要治疗范围仍以虚寒疾病为主，如《内经》"脏寒生满病，其治宜灸熨""血寒，故宜灸之"等皆是以温通散寒为主，虽其泻实之法亦可用于消瘀散结、拔毒泄热，但用之较少。灵龟灸治疗范围亦不脱于此，只是结合气血定时开阖施以灸法，其取效更捷。如郑魁山《子午流注与灵龟八法》在应用按时灸治时一般用于气血不足之虚证为主，而关于灵龟八法开穴灸对阳虚模型大鼠的调节机制研究等少数论文也证明灵龟灸对虚寒证较为适合。

3. 验案举隅

李某，女，28 岁，初诊时间：2018 年 7 月 10 日 15 时 20 分。

主诉： 反复上腹部疼痛伴腹泻半年。患者半年前贪凉饮冷后出现上腹部疼痛并腹泻，疼痛呈阵发性，绞痛为主，腹泻 4～5 次 / 天，于当地医院输液治疗（具体不详）后症状稍缓解。此后仍反复上腹部疼痛，伴有腹泻，经中西医治疗多次，症状未见明显改善，遂来就诊。刻下：神清，精神可，面色淡白，腹部胀痛，腹泻 2～3 次 / 天，手脚冰凉，纳差，眠一般，小便调。舌淡，苔薄白，脉沉细。

西医诊断： 腹痛（查因）。

中医诊断： 腹痛；辨证：中虚脏寒。

治法： 温中补虚。戊戌年癸卯日庚申时初诊，按灵龟八法开公孙穴，穴病相合，无须另择时取穴。以艾炷灸左侧公孙穴，配以右侧内关穴。行灸补法半小时，即毋吹其火，待其自灭。

患者灸后即感疼痛减其大半，四肢回暖。约其明日 15 时二诊，此时甲辰日壬申时正合开公孙穴，行以前法，疼痛豁然如失。随访 1 个月，诉腹痛腹泻均已消失，未有复发。

4. 按语

灵龟八法在针刺中的应用已经颇为成熟，有很多相关研究和案例也证明其疗效是确切的，但在灸法上的应用却少有人提及。灵龟八法作为一种按时计算开穴的方法，本不拘泥于针刺或艾灸，且《医学入门》言"药之不及，针之不到，必须灸之"，可见灸法在某些方面有针药所不能及的优势。在临床上对于需用灸法的疾病，先试用灵龟八法计算开穴，再择时取其主穴，并配用客穴，常能取得意想不到的疗效，如对于久病虚寒的腹泻腹痛、慢性咳喘、月经不调等均有良好的效果。当然也不局限于虚寒性疾病，凡灸法所宜，皆可采用灵龟八法计算其开穴加强疗效，且可以大幅精简所取的穴位。灵龟灸改变了传统的艾灸思路，在灵龟八法计算开穴的思路上实行艾灸，提高了穴位的精准性和敏感性，且奇经八脉有统率联络和调节十二经脉的作用，以此方法取穴虽少，但治疗的范围却非常广，若能在此方面加大研究和应用，必能使传统灸法走上一个新的台阶，也能弥补灵龟八法在灸法上的不足。

（丁玉宝）

庄礼兴针灸特色学术经验

五、中风后痉挛性偏瘫的临床治疗经验

中风因其死亡率高、复发率高及致残率高，严重威胁着人类健康。痉挛性偏瘫是中风患者最常见的残障表现之一，是临床上的难治之症。庄礼兴教授认为本病病因为风、火、痰、瘀、虚等诸要素，病标在患肢，病本在脑，而肝肾、经筋也牵涉关联于其中，病机是阴阳失调，故以"平衡阴阳"为总治则。治疗时采用靳三针疗法、经筋刺法、穴位埋线、重用灸法、针药同用，配合现代康复手段综合治疗，可取得较好的临床疗效。

1. 靳三针疗法

"靳三针疗法"是靳瑞教授集历代针灸名家临床经验的精华，总结现代国内外针灸临床经验之研究成果，通过无数次的临床实践，创造出一套具有岭南针灸特色的疗法。庄礼兴教授作为"靳三针"疗法的第一代传承人，在中风后痉挛性偏瘫治疗中灵活运用靳三针穴组。主穴选取颞三针、手足挛三针，腕关节严重痉挛者加腕三针，踝关节内翻者加踝三针，上下肢痉挛无法伸展者加开三针。颞三针取耳尖直上入发际 2 寸为第 1 针，在第 1 针水平向前后各旁开 1 寸为第 2、3 针，操作时呈 15°角快速、不捻转刺入 30mm，达帽状腱膜下层，得气后以 180 ～ 200 转 / 分的频率捻转 30 秒，分别在 10 分钟、20 分钟、30 分钟各行针 1 次。颞三针位于大脑颞叶皮质投射区域，又靠近中央前回、后回，故针刺颞三针对改善对侧肢体运动、感觉障碍有良好的作用。手挛三针即极泉、尺泽、内关。极泉穴进针时应避开腋下动脉，直刺 30 ～ 35mm，采用提插捻转手法，强刺激，以上肢出现抽动为度，不留针；尺泽与内关则直刺 15 ～ 20mm，采用提插捻转泻法，强刺激，以手指端抽动或麻木感为度，留针30分钟，以抑制上肢内收肌（痉挛肌）的肌张力。足挛三针即鼠鼷、阴陵泉、三阴交。鼠鼷非传统经穴，此穴位于气冲下1寸，前正中线旁开4寸处，避开股动脉进针。针刺时向居髎方向斜刺30～35mm，以针感向下肢末端放射为度；阴陵泉向阳陵泉方向透刺30～35mm，三阴交向悬钟方向透刺30～35mm。鼠鼷、阴陵泉穴采用提插捻转平补平泻手法，以平衡内外侧肌群肌力，三阴交穴采用提插捻转泻法，可使过强的肌张力得到抑制，有助于解除肌挛缩和关节的畸形、僵直状态。腕三针即大陵、阳溪、阳池；踝三针即解溪、太溪、昆仑。此六穴分别直刺入15～20mm，行平补平泻手法。开三针即人中、中冲、涌泉，分别直刺入5～10mm，人中穴进针后用雀啄法，以患者眼球湿润为度。庄教授认为患肢痉挛状态是由于阴阳跷脉之脉气失调，而出现肢体阴、阳侧或弛缓或拘急的不平衡，挛三针的手法和取穴正是依据于这一理论。正如《难经·二十九难》所说："阴跷为病，阳缓而阴急；阳跷为病，阴缓而阳急。"以往认为阳主动，中风后肢体活动不利，多取手足三阳经穴治疗。但当患者进入痉挛性瘫痪期时，不可仅取阳经穴，阴阳平衡才是治疗的关键。所以此时，庄教授常手三针（曲池、外关、合谷）、足三针（足三里、三阴交、太冲）和手足挛三针配合使用。手三针、足三针（阳经穴为主）能提高肌力，改善运动功能明显。手足挛三针（阴经穴为主）能缓解肌张力增高，协调运动功能。

2. 经筋刺法

中风后肢体痉挛状态表现为肢体痉挛、屈伸不利、筋肉拘急，当属中医学的"经筋病"范畴。《素问·调经论》有"病在筋，调之筋"，《灵枢·卫气失常》指出"筋部无阴无阳，无左无右，候病所在"。结合《灵枢·官针》中"燔针劫刺""关刺""恢刺"各自的特点，即"以痛为输""直刺左右、尽筋上"，形成"经筋刺法"。庄教授在治疗此病症时，选择紧张的肌腱，上、中、下各刺一针。如上肢肘关节内侧紧张的肌腱，肘横纹上刺一针，其上下各 1 寸处各刺一针；如腕关节僵硬可刺阳溪、阳池、大陵；手指浮肿可刺八邪。下肢膝关节刺阴陵泉、阳陵泉；踝关节刺太溪或照海、解溪，足趾浮肿可刺八风。《灵枢·经筋》指出"寒则反折筋急"，这与临床上中风后痉挛性偏瘫的病人每遇到天气变冷则肢体痉挛加剧、天气变暖则缓解相符。因此，此法也可用火针刺之。针刺部位常规消毒用火针烧至通红后快速刺入上述穴位，深度以刺中经筋为度，八邪、八风浅点刺，随后快速出针，以消毒干棉球按压针孔，涂以万花油，每周治疗 2 次。

3. 重用灸法

《灵枢·官能》曰："针所不为，灸之所宜。"本病为难治之症，故宜重用灸法。庄教授临床上常用温针灸和麦粒灸治疗。对中风后偏瘫的肢体，多用电针治疗，以促进肢体肌力的恢复。但痉挛的肢体，往往肌张力增高明显，且多伴有阵挛，此时使用电针，易诱发阵挛，发生弯针、断针等针刺意外。温针灸是庄教授经常使用的方法。因为"寒主收引""寒性凝滞""寒则反折筋急"，故通过灸法的温热刺激，可激发经气，温通血脉，对痉挛的肢体有很好的治疗作用。临床上常选择患肢上的穴位行温针灸，选穴同前，每次选取 4 ~ 6 穴，每次 1 ~ 3 壮。麦粒灸是一种改良的直接瘢痕灸，庄教授多选用十二井穴行麦粒灸治疗。每日选取患肢上的 2 ~ 3 个井穴。准确定位后，在穴位表面涂少量万花油或凡士林，用艾绒制作高 0.3 ~ 0.4cm、底面直径约 0.2cm、形似半颗麦粒的艾炷，放于穴位上，以线香点燃，艾炷燃至患者开始感觉疼痛时，医生用手轻轻拍打穴区附近皮肤，待艾炷燃尽后，再在穴位表面涂以万花油或凡士林，每穴灸 1

壮，每日 1 次，连续灸 6 日，休息 1 日，共治疗 12 次。2 周为 1 疗程。《灵枢·九针十二原》说"所出为井"，井穴是十二经脉阴阳之气始发之处，阴阳表里两经交会之所，有沟通阴阳之功。《卫生宝鉴》中指出针对中风后瘫痪的治疗可使用"大接经法"，即是沿十二经流注次序针十二井穴以通调十二经经气的方法。麦粒灸刺激量大、瘢痕小、作用时间长，大大增强了井穴的治疗作用。庄教授认为此法可以起到沟通表里、从阴引阳、从阳引阴、舒筋缓急的作用。操作时亦可选取痉挛关节周围的穴位，每次选 1 ～ 2 个关节，每次灸 3 ～ 5 壮，每周 1 ～ 2 次。

庄教授在运用麦粒灸时特别指出，如果患者已经开始下地行走，涌泉穴麦粒灸时需特别注意火候，尽量不要灸出水疱。因为麦粒灸属直接灸的一种，会在瘢痕的局部形成无菌性炎症，甚至化脓。若患者已开始练习行走，脚底部会碰触地面或鞋子，此时有水疱的话，容易被磨破而继发细菌感染。另外，有糖尿病的患者，此法当慎用。

4. 穴位埋线

《灵枢·终始》曰："久病者，邪气入深，刺此病者，深内而久留之。"穴位埋线疗法就是在此理论指导下产生的一种特殊的穴位刺激法。庄教授常用穴位埋线疗法辅助治疗此类偏瘫病程较长，治疗效果欠佳的患者。穴位埋线疗法通过埋入可吸收的外科缝合线对腧穴的长期持续的刺激作用，达到良性、双向调节的目的。取穴：肩髃、曲池、手三里、环跳、伏兔、足三里等。具体操作：准确定位后，局部皮肤使用安尔碘常规消毒，将 3-0 号可吸收外科缝合线，剪短至 1cm 备用，选用一次性 6 号注射针头，将规格为 0.35mm×50mm 的一次性针灸针插入针头内作针芯使用。使用无菌镊子将准备好的可吸收手术缝合线全部插入针头前端内，对准穴位，将针头快速刺入，深度约 2cm，待患者局部有酸胀感后，退针 1cm 后迅速将针芯推向针尖部，针下有落空感即表示线被埋进穴位，出针后必须确认线头无外露。若有出血，则用消毒棉签按压止血。1 周治疗 1 次，4 周为 1 个疗程。埋线后嘱患者 6 小时禁水，忌食辛辣及发物。

5. 巧用中药

本病病标在患肢，病本在脑，因"风、火、痰、瘀、虚"导致脑络失养壅滞不通，阴阳失调或筋经失舒为病。故庄教授认为在辨证处方的基础上，应加用舒筋通络之品，运用中医的取类比象的原则，适当加用藤类药及爬虫类药。如鸡血藤、宽筋藤、地龙、僵蚕、全蝎等，取其意为伸展、舒畅、走窍、通络。肢体痉挛严重者可加葛根。葛根味甘、辛，性凉，归脾、胃、肺经。筋脉痉挛常与津液的输布障碍，失于濡养密切相关。《本经》称葛根能"起阴气"。大多辛散之品，多兼温燥，而葛根具有辛甘凉润之力。辛者，能散、能行，在外能解表、舒筋活络，在内又能通里、畅行血气。甘者，能缓、能和，能和血缓急、解痉止痛。葛根辛甘而润，升阳生津，津随气注，血随气行，津润血活，浊阴自除，推陈出新。指趾肿痛者常加防己和泽泻。防己功专祛风止痛，利水消肿；泽泻则可利水渗湿、泄热、化浊降脂。

6. 配合现代康复治疗及锻炼

中风后痉挛性偏瘫为临床的难治之症。庄教授认为，当多种疗法综合应用，中西医结合，治疗与锻炼相辅相成，方能取得较好的疗效。故庄教授主张在使用针灸特色疗法的同时，配合现代康复治疗及锻炼，主要包括坐位平衡训练、立位平衡训练、坐站转换，缓解肌张力等。每天患者在医务人员指导下康复治疗训练 1 次，每次 45 分钟，每周 5 次，共治疗 4 个疗程。

7. 验案举隅

钟某，男，62岁，因"右侧肢体乏力1月余"于2016年4月29日入院。

症见：右侧肢体乏力、僵硬，右侧手背水肿，二便调，舌淡暗，苔薄白，脉弦细。

查体：神清，语利，右侧肢体肌张力增高，右上肢肌力2级，右下肢肌力2⁺级，腱反射亢进，右侧巴氏征阳性，Ashworth痉挛分级Ⅲ级，CSI指数评分12分。颅脑MRI检查提示左侧额顶叶脑梗死。

西医诊断：脑梗死。

中医诊断：中风病，气虚血瘀证。

中医治以益气活血为法。西医予抗血小板聚集、调脂稳定斑块等二级预防用药。

针刺颞三针、手三针、足三针、手足挛三针、腕三针、踝三针。气虚血瘀加血海、气海。肘关节内侧紧张的肌腱，用火针在肘横纹及其上下1寸处各刺一针；右手背肿胀加八邪火针点刺；下肢挛缩，用火针刺阴陵泉、阳陵泉，每周2次。配合十二井穴交替麦粒灸，每周6次；肩髃（右）、曲池（右）、手三里（右）、环跳（右）、伏兔（右）、足三里（右）、血海（右）、髀关（右）予以穴位埋线，上述穴位每次选4穴，每周1次，两组穴位交替使用。配合现代康复治疗及锻炼。

中药处方：五爪龙30g，赤芍10g，川芎10g，归尾10g，地龙8g，鸡血藤20g，全蝎3g，葛根30g，防己10g，泽泻10g，水煎至150mL，饭后温服，每日1剂。

两周后患者右侧肢体乏力及僵硬症状好转。继续治疗至4周，患者右侧肢体乏力及僵硬症状明显好转，右手背水肿消失。查体：右侧肢体肌张力基本正常，肌力 4$^+$ 级，腱反射存在，右侧巴氏征阴性，Ashworth 痉挛分级 0 级，CSI 指数评分 8 分。

按： 本例患者为中风致右侧肢体痉挛性偏瘫，病位在经筋，病本在脑，病机是阴阳失调，故以"平衡阴阳"为治疗总则。庄教授治疗时采用靳三针疗法为主。靳三针疗法治疗脑病的有效性已经通过大样本、多中心的临床和实验研究找到了理论依据，实用性强。中风后痉挛性偏瘫为临床难治之症，故当配合经筋刺法、重用灸法、穴位埋线、现代康复手段综合手段等，针药同用，方能取得较好疗效，提高患者的生存质量。

（王澍欣，贺君，庄礼兴）

六、俞募配穴埋线治疗原发性胆汁反流性胃炎经验

原发性胆汁反流性胃炎（bile reflux gastritis，BRG）是指幽门括约肌功能失调，导致含有胆汁、胰液、肠液的碱性物质反流入胃，与胃酸发生反应引起胃黏膜损害，从而导致黏膜一系列炎性改变。目前西医治疗多以胃动力药、制酸药、护胃药、中和胆酸药物为主，短期有一定疗效，但本病常反复发作，长期疗效不满意，属难治性消化系统疾病。病情比较严重或药物疗效不佳时会采取手术治疗。

1. 病因病机

原发性胆汁反流性胃炎是西医学病名，从临床表现看，属中医学"胃脘痛""痞证""吐酸""嘈杂""呕胆""胆瘅"的范畴。其成因多由先天禀赋不足、素体脾胃虚弱，再加上情志失调、饮食不节等因素，导致肝失疏泄，脏腑失和，中焦气机升降失调，继而胆汁代谢失常而上逆。《灵枢·四时气》记载："邪在胆，逆在胃，胆液泄则口苦，胃气逆则呕苦。"由此看出，本病病位主要在胃，与胆、脾密切相关，治疗应以疏肝利胆、健脾和胃、理气降逆为大法。

2. 治疗方法

临床上可选取穴位埋线治疗原发性胆汁反流性胃炎。穴位埋线是一种复合性针灸治疗方法。埋线后，可吸收外科缝合线在体内软化、分解、液化和吸收，对穴位产生的生理、物理及生物化学刺激可长达两周或更长时间，其刺激感应维持时间长，疗效故较普通针刺更佳。

操作前，使用安尔碘严格消毒局部皮肤。医者洗手，消毒，用镊子夹

庄礼兴针灸特色学术经验

取一段 1～1.5cm 长已消毒的可吸收外科缝合线，装入 6 号注射针头针体，线头比针尖略长。胆俞穴、胃俞穴斜刺，日月平刺，中脘、足三里直刺，刺至所需深度。得气后，边推针芯，边退针管，将可吸收外科缝合线埋植于穴位皮下组织或肌层内。针孔消毒并敷盖无菌敷料，胶布固定 24 小时。每两周治疗 1 次，4 次为 1 个疗程。

3. 临床体会

临床中观察俞募配穴埋线治疗 37 例原发性胆汁反流性胃炎患者，治疗后临床治愈 10 例，显效 11 例，有效 12 例，总有效率为 89.19%。

4. 讨论

人体是一个有机的整体，局部病变可影响全身，内脏病变可通过体表反映出来。俞穴和募穴是脏腑之气疏通出入之处，故可反映脏腑生理功能的变化。当脏腑功能失调而发生病理变化时，即可循经络在相应的俞募穴出现反应点。胃之俞募穴胃俞、中脘相配可理气止痛、健脾和胃；胆之俞募穴胆俞、日月相配可以疏肝理气、利胆化湿；胃之下合穴足三里健运脾胃、调理气血、扶正祛邪。从现代解剖学角度来看，所选胃俞穴、胆俞穴接近于参与组成支配胃、胆交感神经节的部位，中脘穴位于胃体部附近，有大量的肋间神经，俞募相配可能通过脊交感神经节形成间接的通路。

穴位埋线疗法属埋植疗法范畴，方法简便，副作用少，是针灸疗法的一个独立分支。《灵枢·终始》曰："久病者……深内而久留之。"张景岳释曰："久远之疾，其气必深，针不深则隐伏，病不能及，留不久则因结之邪不能散也。"俞募配穴埋线疗法是通过埋线时产生的多种刺激针刺、放血等，抑制了炎症部位的病理信息传递，使胃部的神经得到休息和整复，同时埋线后局部血管轻度扩张，改善了局部微循环组织缺血缺氧的病理状态，促进淋巴回流，使局部新陈代谢正常化，从而加快胃部炎症的吸收。

5. 按语

原发性胆汁反流性胃炎易反复发作，病程较长，中医药治疗本病具有很大优势，中医学根据症状和体征将其归属于"胃脘痛""痞满"等范畴。俞穴为足太阳膀胱经穴位，在人体背部夹脊肌处，五脏六腑精气输注于体表的部位，常是内脏疾病的反应点，具有扶正补虚、调理脏腑功能的作用；募穴为任脉穴位，在人体胸腹部，与所属的脏腑位置相近，具有通调脏腑、行气止痛的作用。俞募配穴法体现了《难经》"阴病引阳，阳病引阴"之义，属前后配穴法的一种，对治疗相关脏腑病变具有良好的临床疗效。治疗本病采用穴位埋线疗法，充分体现了《内经》中"深纳而久留之，以治顽疾"的治疗思想，可延长刺激时间，使病所在较长的时间里依靠这种良性刺激不断得到调整和修复，起到比普通针刺更好的疗效。

（徐展琼，庄礼兴）

七、桂枝汤结合针灸治疗颈椎病

颈椎病是一种颈椎间盘退行性病变，主要分型有颈型、神经根型、椎动脉型、脊髓型、交感神经型等。根据分型不同，其病理改变和临床表现各有不同。由于颈椎病症状和分型较为复杂，容易混淆，所以庄教授在临床中强调颈椎病的诊断一定要综合各项辅助检查和体征，仔细辨别，不可轻易根据经验进行诊断。比如当患者出现颈痛、手麻、眩晕等类似颈椎病的症状时，医者还应注意结合相关影像学检查，并结合相应体征予以诊断，避免误诊。

颈椎病作为一种慢性疾病，多见于中老年人，常伴随其他病变，出现较为复杂的症状。比如更年期的女性常出现失眠、头晕、情绪不佳等焦虑症状，此时虽颈椎检查提示有轻微影像学改变，但是更年期会导致症状复杂化，在治疗中对此类复杂情况应该注意辨别，注重中医"治病求本"的治病思想，进行针对性的治疗。

1. 治疗方法

庄教授在临床中常用以下方法治疗颈椎病：

（1）电针：电针在止痛方面效果显著，可根据患者疼痛的部位进行辨经取穴，如针对太阳经可选择天柱、大杼、后溪，少阳经可以选择外关、中渚；还可根据患者的症状进行辨症取穴，如上肢疼痛可选择曲池、合谷，头晕选择晕听区、百会，由于症状反复导致的失眠焦虑可选择四神针、内关、四关、申脉、照海，出现上肢或手指麻木可选择手三里、外关。

（2）火针："岭南火针"历史源远流长，最早出现于《黄帝内经》之中。《灵枢·经筋》中提到"燔针劫刺，以知为数，以痛为输"。"以痛为输"就是以局部火针刺激来促进气血运行。具体操作方法为于颈肩局部寻找最明显的压痛，消毒并涂万花油，将火针烧至发红，将针迅速而准确地刺入，并敏捷地将针拔出，再涂以万花油。

（3）挑治：庄教授常采用颈百劳、颈夹脊穴、阿是穴等进行挑治以治疗颈椎病。挑针疗法属于《灵枢·官针》中"半刺""络刺"的范畴。《素问·皮部论》认为皮部"以经脉为纪"，"凡十二经络脉者，皮之部也"。《素问·五脏生成》中也有皮部为"卫气之所留止，邪气之所客也，针石缘而去之"的记载。临床操作时用较强的刺激手法，以粗钩针较广、较深地勾起皮下纤维组织，用腕力把针向上下左右反复旋转、摆动，以触动所在部位的经络，挑完之后，还留有创口。创口存在组织再生过程，在较长的一段时间内仍有一定的刺激作用，可以持久地疏通经络之气，发挥抗病作用，对一些经络阻塞的痼疾以及痰阻瘀结的病证尤其有效。本法具有刺血效应、按摩效应、肌肉剥离松解效应、机体组织损伤的后效应，通过调节内分泌功能、消除炎症、改善血流、刺激神经中枢等方面来治疗疾病。临床还可在颈夹脊、百劳、大杼进行穴位注射，药物可选用甲钴胺注射液、神经妥乐平等。

（4）灸法：所谓"针所不为，灸之所宜"，在一些顽固性的慢性疾病中，针刺不能起作用时可以采用灸法。《金匮要略》中早有记载："脊强者，五痉之总名。其证卒口噤，背反张，而瘛疭。诸药不已，可灸身柱、大椎、陶道穴。"《素问·生气通天论》提出"阳气者，精则养神，柔则养筋"，此句意为阳气在清静柔和的生理状态下，发挥内则养神、外则养筋的生理作用。引申理解为阳气在生理状态下，在内可温煦五脏六腑，在外可温养肢体筋脉。督脉为诸阳之会，有通阳补阳的作用，所以可采用局部温针灸或督脉悬灸方法，以激发阳气，柔筋养神，温通经脉。采用督脉悬灸时，重经不重穴，可随患者体位而选用督脉穴位，如俯卧位时可选后顶、大椎等后正中线穴位，仰卧位时选用前顶、百会、神庭等前正中线穴位。

（5）针药结合：除常规针灸方法外，庄教授尤其注重针药结合以治疗颈椎疾病，擅用古籍中的经方如桂枝汤进行对证治疗。《伤寒论》提出："太阳之为病，脉浮，头项强痛而恶寒"。在《伤寒论》里并没有颈椎病的概念，桂枝汤用来治疗外感风寒的太阳中风病。庄教授认为，从病因角度看，颈椎病常因外受风寒湿邪诱发或加重；从症状角度分析，颈项部为太阳经所过之处，其症状与《伤寒论》中太阳病症状相似；从病变部位角度，颈型和神经根型颈椎病常见的颈痛和《伤寒论》中的头项强痛一致。故临床上，庄教授常在针灸治疗基础上，加用桂枝汤以祛风解肌，尤其对于颈型和神经根型颈椎病疗效显著。《伤寒论》中还说："太阳病，初服桂枝汤，反烦不解者，先刺风池、风府，却与桂枝汤则愈。"患者服用桂枝汤后出现的烦闷不解，可先行针刺风池和风府穴使邪外出，再服用桂枝汤，病情得以缓解，可见针药结合具有重要的临床意义。临床还可根据症状对药方进行加减，如：颈型颈椎病导致的肌肉紧张酸痛可以加葛根，重用白芍、延胡索、威灵仙、豨莶草；神经根型颈椎病导致的上肢麻木可以加鸡血藤、海风藤、地龙、姜黄以疏通经络；椎动脉型颈椎病导致的头晕、头痛，可加川芎、当归、天麻等。

2. 验案举隅

患者庄某，男，61岁，因"反复颈痛10余天，加重2天"于2017年6月19日入院。

症见：患者神清，精神可，颈部酸痛，头低位时痛甚，活动受限，伴有晨起僵硬感，肩背部、上臂酸痛不适，左侧为甚，恶风寒。舌淡暗，苔白，脉浮弦。

查体：颅神经检查未见明显异常，体位改变无头晕，颈椎生理曲度变直，颈椎活动受限，颈椎间隙及棘突旁压痛（+），双侧臂丛牵拉试验（-），叩顶试验（-），转颈试验（-），四肢运动系统及感觉系统未见明显异常。

2017 年 6 月 19 日颈椎 MRI 提示：颈椎退行性变，C3 ～ C4、C5 ～ C6 椎间盘中央型突出，C4 ～ C5 椎间盘右后型突出，椎管狭窄。

中医诊断：项痹病，气虚血瘀。

西医诊断：颈椎病（颈型）。

治疗经过：患者至门诊就诊后每日予针灸处方，百会、风池（双）、颈三针、颈肩（双）、后溪左，毫针常规针刺，百会、风池针刺后各悬灸10 分钟，颈三针、颈肩穴行平补平泻法，后溪穴行捻转泻法，留针 25 分钟，隔日 1 次，1 周 3 次，治疗时间共 2 个月，此期间根据患者症状改善程度加减配穴。中药予桂枝加葛根汤加减治疗，具体方药：桂枝 10g，白芍 30g，葛根 30g，生姜 6g，黑枣 15g，老桑枝 30g，薏苡仁 30g，甘草6g，鸡血藤 30g。7 剂为 1 个疗程，日 1 剂，水煎至 250mL，早晚温服。嘱患者注意颈部保暖，防止外伤。

原方服用 2 周，复诊时诉上述症状均明显缓解，原方去老桑枝，加当归、白术制成丸剂坚持服用 3 个月，日 1 次，饭后服用。3 个月后复诊，患者诉颈肩背、上臂疼痛等症状消失，颈部活动度恢复正常。1 年后随访，未再复发。

图 3-1 为患者治疗前后对照 MR 图像（a 为治疗前，b 为治疗后）。

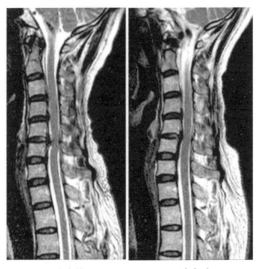

a. 治疗前　　　　　　b. 治疗后

图 3-1　患者治疗前后对照 MR 图像

按：庄礼兴教授认为此病乃颈部劳损之时，又外感风寒湿邪，邪侵袭太阳，致经气不利、督脉阳气受损，邪气滞留筋脉、肌肉、关节，则气血不畅、营卫不和、经脉痹阻而成病。根据《伤寒论·太阳病篇》"太阳病，项背强几几，反汗出恶风者，桂枝加葛根汤主之"，该患者所患颈部酸痛、肩背痛伴活动受限符合"项背强几几"的特征，乃风寒痹阻导致气血运行不畅，不通则痛；身痛（左肩、上臂）、恶风、脉浮弦是太阳中风证的主症。故庄教授认为治疗当针药并用，直达病灶。针灸百会、风池引阳和阴、和络祛风，配合颈三针、颈肩穴局部取穴和后溪远端取穴，共奏宣痹通络、解痉止痛之效。方药予桂枝加葛根汤加减，方中重用芍药，与甘草组成芍药甘草汤，酸甘化阴、缓急止痛，可使拘挛的项背经脉舒展通畅；薏苡仁祛湿；老桑枝、鸡血藤行气活血通络。全方达到调和营卫、行气活血、散寒除痹的功效。

庄教授在临床中运用针药结合治疗颈椎病的大量实践中总结发现，运用针灸结合桂枝汤加减治疗各种常见类型的颈椎病，在减缓疾病的进展及改善症状方面，特别是对于颈型颈椎病、神经根型颈椎病，在远期疗效上更显著。颈肩穴亦属于庄教授在实践中总结出的经验用穴，当颈肩交界处，此穴连接督脉及少阳经，可达到疏通经络、舒筋解痉之效。庄教授认为，针灸配合中药内服治疗各型颈椎病疗效明显优于单纯针灸治疗，内外同治可提高及巩固疗效，减少复发，是一种行之有效的方法，可供临床推广使用。

（李婷，范靖琪，庄礼兴）

庄礼兴针灸特色学术经验

八、针药结合促醒颅脑损伤后昏迷经验

颅脑损伤是因暴力直接或间接作用于头部引起脑组织的损伤。颅脑外伤可导致大脑皮层功能丧失，使患者陷入昏迷或持续性植物状态（persistent vegetative state，PVS），严重威胁患者的生命安全，且预后不良，并发症多，致残率和致死率高。缩短颅脑损伤患者的昏迷时间是减少并发症的关键。

1. 病因病机

颅脑损伤后昏迷在中医急症中属"昏迷"范畴，病位在脑，其病因病机在中医理论中有气血之分，往往造成气血两伤，预后不良。"气为血帅"，人体之气受损，气不足则无以鼓动血液运行，故积而成瘀；伤及血络，血溢脉外，瘀血内停，蒙蔽清窍，故陷入昏迷。故中医治疗原则应着眼于"活血祛瘀，醒脑开窍"，调气血，化瘀血，和阴阳。"阴平阳秘，精神乃治"，调神针法可调理受损脏腑气机，气顺则血行，血行则不留瘀，再配合醒脑开窍之中药，可获殊效。

2. 调神针法治疗思路

庄礼兴教授常用调神针穴组包括四神针、神庭、印堂、四关、素髎等穴。四神针位于百会穴前、后、左、右各旁开 1.5 寸，前、后正当督脉的前顶穴、后顶穴。四神针位当"脑之输"，刺之可调整脑府经气。神庭、印堂、素髎为督脉的代表穴，而素髎更是急救要穴，针刺之可以激发经气、疏通经络、调补肝肾、通督利脑，使脑髓得气血之荣养而复聪。四关穴包括合谷、太冲，意为人体生命的关口，合谷、太冲相伍，可调和气血、阴阳，一升一降，疏通全身气机，相辅相成，协同作用。

既为"调神"，下针则须有神。长时间昏迷的病人往往气运不足，针感不强，而针刺强调"气至而有效"，故下针有无"神气"对促醒效果好坏起关键作用。庄礼兴教授常在进针后用力使针体弯曲15°左右，即弩针，使局部产生较强针感后再行常规提插捻转。因弯曲的针体较直立针体对肌肉的摩擦力更大，刺激更强，故可比常规针刺方法更快得气，并可加大补泻力度。操作时刺激量宜大，如针刺素髎穴，应使患者流出眼泪为佳。针刺头皮时，若行捻转手法，刺激量应达到200转/分。若加电针，应用疏密波。

3. 针药结合

在治疗过程中，庄礼兴教授提倡针药并用。药物治疗以温胆汤全方为底方，在即将煎煮完成时加适量石菖蒲、薄荷稍煎，最后用药汁冲服麝香，亦可加入适量郁金化痰开窍。方中以半夏为君药，降逆和胃，燥湿化痰；辅以竹茹清热化痰，止呕除烦；枳实行气消痰，使痰随气下；石菖蒲醒神益智，与郁金共奏开窍豁痰之功，佐以陈皮理气燥湿；茯苓健脾渗湿，脾湿去痰消；姜、枣益脾和胃；甘草调和诸药。麝香是"急救三宝"安宫牛黄丸、至宝丹、紫雪丹中共有的药物，其主要成分有活血化瘀醒脑的功效，有很好的促醒效果，用其冲服，可增全方醒脑开窍、理气化痰之功。

4. 验案举隅

王某，男，20岁，2015年9月18日初诊。

家属代诉：头颅外伤后，持续昏迷3周。患者3周前骑单车时发生车祸，头部与路边花岗岩相撞，遂陷入昏迷状态，颅脑CT提示颅底骨折及脑出血，后转入某三甲医院高压氧科进行治疗，3周后患者仍处于植物状态，遂请庄礼兴教授进行会诊。症见：患者昏迷，进食依靠胃管灌注，二便失禁，舌暗红，苔白腻，脉涩。

诊断：昏迷（痰阻血瘀证）。

治则：活血化瘀，醒脑开窍。

具体取穴如下：四神针（针尖向四周平刺 0.5～0.8 寸）、神庭（针尖向下平刺 0.5～0.8 寸）、印堂（针尖向下平刺 0.5～0.8 寸）、四关（双，直刺 0.5～0.8 寸）、素髎（向上斜刺 0.3～0.5 寸）、涌泉（双，直刺 0.5～1 寸），其中，四神针、神庭、印堂穴采用疏密波，针上加电 20 分钟，四关、素髎、涌泉穴留针 20 分钟。

次日傍晚 5 点左右，采取相同处方行第 2 次针灸，此次留针过程中，患者在其母的呼唤声中转醒。而后庄礼兴教授开中药让患者灌服，具体处方如下：生姜 15g（切片），生旱半夏 10g（捣碎），陈皮 15g，茯苓 10g，竹茹 10g，枳壳 10g，炙甘草 6g，石菖蒲 10g，薄荷 5g（后下）。煎服法：以上药物水煎煮至 200mL，再加 0.2g 麝香药粉冲调，日 1 剂，少量多次由留置胃管打入。

5 天后患者完全清醒，为求进一步恢复语言及运动功能，转专科医院继续行针灸康复治疗，在治疗过程中继续服用庄礼兴教授开具的中药。1 个多月后，患者恢复情况良好，嘱停用中药。后随访 3 年，患者无继发症状，已顺利毕业。

5. 按语

调神针法是庄礼兴教授总结 30 余年临床经验得出的疗效佳、见效快的一套针刺方法。调神针法强调"治神"的重要性，而昏迷病位在脑，"脑为元神之府"，故"治神"在促醒治疗中具有极其重要的作用。然而，颅脑外伤后昏迷采用电针极易诱发继发性癫痫，对此庄礼兴教授指出，治疗疾病应认清治疗目的主次，对于昏迷不醒的患者而言，使其苏醒是首要目的，可大胆使用头部电针，以达到促醒的效果。

（林小杨）

九、委中穴刺络拔罐治疗腰椎间盘突出症

腰椎间盘突出症属于中医学"腰痛"范畴，是临床常见的腰腿痛之一。统计资料表明，我国腰椎间盘突出症发病率高达 15.2%，约占门诊腰腿痛患者的 20%。本病好发于 30～50 岁，男性多于女性。本病与腰部急、慢性损伤、风寒湿邪侵袭等因素有关，根本病机在于肝肾亏虚，而发作期以"标实"为主，患者常表现为腰部疼痛、运动障碍等，严重者甚至完全不能行走，给患者造成极大不便。

腰椎间盘突出症可分为血瘀证、寒湿证、湿热证、肝肾亏虚证。委中穴刺络拔罐属放血疗法，针对血瘀型与湿热型能起到较好的作用。

放血疗法又称刺血疗法，古称"启脉""刺络"。它是用三棱针点刺放血，刺破穴位浅表血络，放出少量血液，以治疗疾病的一种方法。古人对此法十分重视，《素问·血气形志》曰："凡治病先去其血。"《灵枢·九针十二原》更提出"菀陈则除之"的治疗原则。现代研究表明：痛证、不仁、瘫痪均与经络气血瘀滞有关，刺血通过疏通经脉中凝滞的气血而达到止痛的目的，又有祛瘀生新之效。中医通过观察自然界现象，用取象比类的方式理解人体的生理与病理过程。中医将人体正常的血液流通比类为江河之水顺畅流动，若有一处郁结则会肢骸不利，若局部瘀血阻滞经络的运行则影响整个血液循环，此时非针刺能除也。临床常于人体的三个部位放血，即四肢末端的井穴、面部湿热瘀堵部位及四肢明显的血络。取井穴如少商、商阳、大敦等，可奏清热活血祛湿、清利咽喉之效；点刺太阳或印堂，则可提神开窍、清利头目；委中刺络，可治疗头痛、牙痛、肩臂痛、咳血吐血、头面生疮等。临床用委中刺络放血治疗腰腿痛早在汉代就有记

庄礼兴针灸特色学术经验

载,《素问·刺腰痛》指出："足太阳脉令人腰痛，引项脊尻背如重状，刺其郄中，太阳正经出血，春无见血。"

具体操作： 患者取俯卧位，医者选好其腘窝中刺血施术血络（瘀滞扩张的毛细血管），消毒皮肤，用7号一次性注射针头对准病变血络，快速直刺入皮内2～3mm后出针，接着在放血处加拔火罐，使针口附近积血出尽，每次出血量应根据患者的体质情况而定。若体质虚弱的患者，出血过多则易伤体内的精血正气，虽祛邪但伤正，过犹不及；体质强壮、血气俱盛的患者，出血过少则效力不足，效不应期。故《灵枢·五禁》曰"补泻无过其度"，此为强调刺络的总纲领即辨虚实也。

委中，为足太阳膀胱经之合穴，位于腘横纹中点，当股二头肌肌腱与半腱肌肌腱的中间。从膀胱经循行来看，自腰背而来的两条支脉，皆下行会于腘中，《四总穴歌》云"腰背委中求"，为循经远道取穴的典范。针刺委中穴治疗腰痛的机制之一是通过增加膀胱经的皮肤血流量，进而疏通腰部膀胱经，使气血运行恢复正常，营养供应加强，致痛物质被清除，最终使腰痛减弱或消失。委中为治腰背痛之要穴，且其别名为"血郄"，可治疗气血痹阻等一切壅闭有余的实证，以三棱针点刺出血，加拔火罐以加大出血量，使瘀血去、新血生，膀胱经气通利，经筋得以濡养，则挛缩除而关节通利，即所谓"通则不痛"。

西医学研究发现，支配委中穴的传入神经投射到脊髓的节段与腰背部神经节段在后根神经节和脊髓的分布有重叠的部分。委中穴在膝关节后面腘窝横纹中央处，从解剖上看，委中穴布有股后皮神经，深层有胫神经和腘动脉、腘静脉，刺激本穴，通过感受器及传入神经，可提高痛阈，因此腰背病症都可取委中穴治疗。

（邱旋）

十、深刺听会穴治疗感音神经性耳聋

感音神经性耳聋（sensorineural hearing loss，SNHL）是指由于螺旋器毛细胞、听神经、听传导径路或各级神经元受损害，致声音的感受与神经冲动传递障碍，引起的听力下降。近年来 SNHL 发病率逐渐上升，其病因未明，治疗上缺乏针对性，且哺乳动物的听神经毛细胞一旦受损则无法重新生长，因此，感音神经性耳聋的治疗仍是现代医学的一大难题。

1. 中医病因病机

SNHL 属于中医"耳聋""暴聋""久聋"的范畴，病因病机有虚实之分，实者多由外邪侵袭，肝火上炎，痰火郁结，气滞血瘀，使邪犯耳窍，起病迅速；虚者多因脾肾虚损，气血亏虚，致使清窍失养，或经脉气血瘀滞，影响了耳感音、纳音的功能，引起以听力下降为特征的 SNHL。耳聋病位在耳，与五脏皆有密切关系。《针灸逢源》认为，"新聋多热……久聋多虚"，耳聋虚实夹杂，新病以邪实为主，久病以正虚为主，治疗上应把握整体，兼顾多条经络、多个脏腑综合调节和治疗。

2. 深刺听会穴

《针灸甲乙经·卷十二》说："聋，耳中颠飕声，听会主之。"听会是足少阳胆经经穴，为耳部脉气之聚会，针此可以使声音得以会聚，为司听之会，故称听会。听会穴入耳中，深刺可开窍聪耳，疏导脉气上行于耳，使虚者得补，实邪得泄，因此可作为针刺治疗感音神经性耳聋的主穴。

庄教授认为，耳聋针刺听会穴应予深刺，否则如隔靴搔痒。深刺听会穴时，应嘱患者侧卧，患侧朝上，张口取穴，以 1.5 寸针缓慢经皮刺入听会穴，针尖稍向外耳道方向倾斜约 5 度，缓慢刺入约 1.4 寸，进针时应觉针下顺畅而无滞塞之感，针感向耳内及周围放射，闭口留针。

3. 配穴原则

经络学说认为，耳的生理功能与十二经脉皆有关联。"耳者，宗脉之所聚"（《灵枢·口问》），"十二经脉，三百六十五络，其血气皆上于面而走空窍"（《灵枢·邪气脏腑病形》）。十二经中有五条络耳，但与耳窍关系最为密切的是胆经、三焦经和小肠经。足少阳胆经"……其支者，从耳后入耳中，出走耳前，至目锐眦后"。手少阳三焦经"……其支者，从膻中，上出缺盆，上项，系耳后，直上出耳上角，以屈下颊至顺，其支者，从耳后入耳中，出走耳前，过客主人，前交颊，至目锐眦"。手太阳小肠经"……其支者，从缺盆循颈，上颊，至目锐眦，却入耳中"。三条经脉皆有分支直入耳中，"经脉所过，主治所及"，因此对于 SNHL 的治疗，主要以这三条经脉为主，风池、翳风、听宫、外关、后溪等都是治疗 SNHL 常用穴位。此外，对不同证型的患者可搭配不同的配穴，如脾虚者配足三里，气虚下陷者配百会，邪气外感配大椎、风池，肾气虚弱者配肾俞、气海、太溪等。

4. 验案举隅

患者，女，34 岁，2018 年 9 月 3 日初诊。

2018 年 8 月 22 日，患者突发右耳听力下降，耳鸣，休息后无缓解，次日声导抗检查：双耳 A 曲线。纯音测听检查：右耳极重度全频感音神经耳聋，左耳基本正常听力曲线图。西医诊断：右耳突发特发性听觉丧失。9 月 3 日来到庄教授门诊时，患者右耳听力下降，与之交谈时需要站在患者左侧，右耳堵塞感，无明显耳鸣。8 月 31 日的纯音测听检查显示：全频段听力下降，斜坡形（图 3-2）。汗出较多，乏力，口干，口淡，偶有右侧头痛，纳眠可，大便干，1～3日一行，小便正常，舌淡红，苔薄白，脉细。

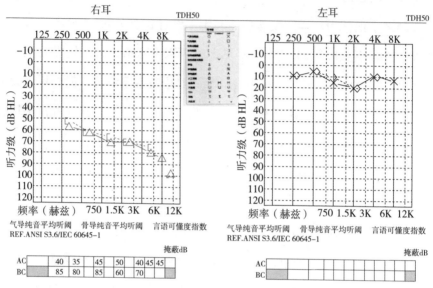

图 3-2　患者治疗前纯音测听结果

中医诊断：耳聋，气虚型。

针灸处方：深刺听会穴（1.3～1.5寸），风池（右），晕听区（右），翳风穴、外关、中渚（均右侧），平补平泻法。

经3次治疗后，患者自觉听力明显好转，日常生活已不受影响，右耳堵塞感已消失，头痛好转，唯右耳出现轻度的耳鸣，9月7日复查纯音听：患者全频段听力均有提高，低频段听力提高尤其显著（图 3-3）。继续治疗3次，患者耳鸣好转，自觉听力基本恢复如前，遂结束治疗。

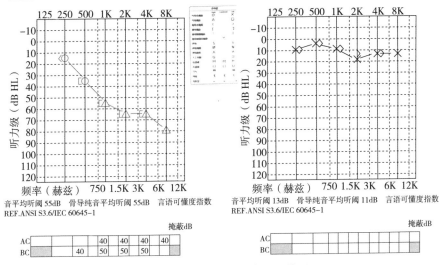

右耳 左耳

音平均听阈 55dB　骨导纯音平均听阈 55dB　言语可懂度指数
REF.ANSI S3.6/IEC 60645-1

音平均听阈 13dB　骨导纯音平均听阈 11dB　言语可懂度指数
REF.ANSI S3.6/IEC 60645-1

图 3-3　患者治疗后纯音测听结果

　　按：本方取穴精简，虽患者有乏力、口淡等虚证的表现，但患者就诊时发病时日尚短，单侧耳聋、耳闷胀感，邪实郁闭少阳气机，为把握疾病向愈的关键时期，按照急则治其标的原则，对患者的治疗以开窍启闭、清胆泻火法为主。SNHL 大多同时伴有较为明显的耳鸣，该患者首诊时反而没有明显的耳鸣，而是耳部闷胀、堵塞感明显，针灸 3 次之后，堵塞感消失，耳鸣显现。《杂病源流犀烛》说："耳鸣者，聋之渐也，唯气闭而聋者，则不鸣，其余诸般耳聋，未有不先鸣者。"患者先时不觉耳鸣，是因耳窍气机闭塞严重，针灸治疗后气闭得疏，耳鸣才慢慢显现，乃是正胜邪退的表现。

　　SNHL 是目前医学界的难题，由于疾病的异质性，国际上尚缺乏权威的治疗标准，针灸疗法作为中医特色的治疗方法，应当更多、更早地应用到 SNHL 病的治疗当中。本案患者的单侧极重度全频突发感音神经性耳聋，听力曲线呈现下降型，高频听力下降严重。据临床观察，属于 SNHL 中自愈性差、预后不良的类型，针灸早期干预不仅使患者听力曲线大幅提升，而且使患者日常生活基本恢复正常，治疗效果十分理想。这说明对 SNHL 患者尽早进行针灸干预具有重要意义。

本案庄礼兴教授采用深刺听会穴为主，配穴为循行过耳的三阳经穴及头部晕听区，治疗发病时日尚短且以邪实闭郁少阳气机为病机的 SNHL 患者。四诊后患者听力水平大幅提升，听力曲线全频提高，尤其是显著提高了低频段曲线，基本满足患者日常需要，达到临床治愈。临床上对于 SHNL 的其他证型亦可据此加减施治。庄教授的经验强调了对于听会穴独特的取穴和刺激手法，可供临床运用借鉴。

（宋翠文，庄礼兴）

十一、耳穴贴压治疗失眠的经验

失眠是以经常不能获得正常睡眠为特征的一种病症，又称入睡和维持睡眠障碍，临床表现为入寐困难或睡而易醒，醒后不寐，严重者甚至彻夜难眠，常伴头昏头痛、神疲乏力、心神不宁、心悸健忘、多梦等症状。2004 年调查数据显示，目前我国失眠症的患病率达 10% ～ 20%。参照2006 年《失眠定义、诊断及药物治疗专家共识（草案）》，根据病程可将失眠分为以下几类：①急性失眠：病程小于 4 周；②亚急性失眠：病程大于4 周，小于 6 个月；③慢性失眠：病程大于 6 个月。

失眠属于中医学"不寐""不得卧""目不瞑""卧不安"的范畴，中医认为其基本病机为阳盛阴衰，阴阳失交，一则由于阴虚不能纳阳，二则由于阳盛不得入于阴。其病位主要在心，与肝胆、脾胃、肾密切相关。心主神明，神安则寐，神不安则不寐，虚者为心失所养，实者为邪扰心神。肝郁化火或痰热内扰，则动摇心神，神不安宁。心肾不交，水不济火，则心神失养，神不安宁。中医治疗原则应为补虚泻实，调整脏腑。

目前西医常用的治疗方法为口服镇静安眠药。其短期疗效佳，但长期使用易产生成瘾性和耐药性，停药后易复发。本团队经过大量的临床病例观察可得，运用耳穴贴压治疗失眠疗效显著，且不良反应少，无药物依赖性。

1. 基本方法

选穴：神门、交感、皮质下、心。

操作：先使用 75% 的酒精棉球常规消毒耳廓，然后将一颗王不留行籽贴于 5mm×5mm 医用胶布上，贴于上述耳穴处，每穴按揉 1～2 分钟，力度以患者有胀痛感但能忍受为度。并嘱患者自行按压 3 次 / 天，1～2 分钟 / 次。

疗程：每 3 天左右左右耳轮换 1 次。4 周为 1 个疗程。

2. 临床体会

（1）通过临床观察 37 例 22～70 岁的失眠患者，按照上述治疗方案治疗 4 周，患者治疗后匹兹堡睡眠质量指数（Pittsburgh Sleep Quality Index，PSQI）及 Epworth 嗜睡量表（Epworth Sleepiness Scale，ESS）评分较治疗前均明显降低。

（2）临床运用常规针刺治疗失眠，与耳穴贴压对比，通过观察 PSQI 及 ESS 评分，得出两种治疗方案无明显差异，且耳穴贴压的操作性、安全性及患者依从性优于常规针刺。

常规针刺选穴处方参考全国中医药行业高等教育"十二五"规划教材《针灸学》。

主穴：百会、安眠、申脉、照海、神门、三阴交。

配穴：心脾两虚配足三里、心俞、脾俞；肝火扰心配侠溪、行间、风池；脾胃不和配中脘、足三里、丰隆；心胆气虚配胆俞、心俞；心肾不交配太溪、肾俞、心俞。各穴采用常规针刺方法。针刺得气后，施以补虚泻实，留针 30 分钟，每隔 5 分钟行针 1 次，每周治疗 5 次，4 周为 1 个疗程。

3. 讨论分析

（1）失眠多为情志所伤、饮食不节、劳倦、思虑过度、久病体虚等因素引起阳盛阴衰，阴阳失交。其病位主要在心，与肝胆、脾胃、肾密切相关，病证有虚有实，且以虚证居多。中医治疗以补虚泻实，调整脏腑为基本原则。

（2）中医学认为，"有诸内必形诸外"。人体各个部分均能表达为人体整体，整体疾患也可以反映到人体局部。耳与经络关系非常密切，早在《灵枢·口问》中就有相应的记载："耳者，宗脉之所聚也。"《灵枢·邪气脏腑病形》中曰："十二经脉，三百六十五络……其别气走于耳而为听。"耳作为一个局部器官，含有丰富的血管、神经、淋巴，因此耳穴（耳内的阳性反应点）可以治疗和反应体内的某些疾病。可见，耳可反映整体的生理、病理变化，通过刺激相应耳穴有调节阴阳、疏通经络、调和脏腑之功。

（3）耳穴中的神门为镇静安神之要穴；交感、皮质下可调节人体大脑皮质的抑制与兴奋，从而调节阴阳；失眠病位在心，神门有安神作用，取之可宁心安神。四穴共为治疗失眠的要穴。王不留行籽具有通经活络、活血祛瘀之功，使用王不留行籽按压耳穴，可使机体达到阴平阳秘的动态平衡，从而改善睡眠。

（梁诗敏，王澍欣）

十二、挑针疗法治疗肌筋膜炎的经验

肌筋膜炎又名肌筋膜疼痛综合征，是因感受寒湿邪气和（或）长期劳损而使筋膜、肌腱、肌肉等组织发生水肿、渗出以及纤维性改变而出现一系列以慢性疼痛为主的临床症状。肌筋膜炎患者常在局部有固定压痛点或激痛点，甚至可以触及条索状改变，该病在天气变化或劳累后可加重症状。

根据累及的部位不同，肌筋膜炎可分为颈部肌筋膜炎、腰背骶部肌筋膜炎、盆底肌筋膜炎、肩胛肌筋膜炎等。临床以颈部肌筋膜炎和腰背骶部肌筋膜炎最为多发，常见于长期对着电脑办公、久坐不动的办公室白领、IT 行业人员、舞蹈人士或做体力活为主的工地工人等。

根据经络学说经筋理论，肌筋膜炎属筋病，病在经筋，属中医学"筋痹"范畴。本病最早见于《黄帝内经》，《灵枢·经筋》曰："经筋之病，寒则反折筋急……"《素问·长刺节论》亦云："病在筋，筋挛节痛，不可以行，名曰筋痹。"这些描述与肌筋膜炎发生时肌肉痉挛、疼痛等临床表现一致。《灵枢·经筋》记载该病的症状为"其病足下转筋，及所过而结者皆痛及转筋"，"结者皆痛"和"转筋"与该病特定激痛点体征吻合。《医宗金鉴·正骨心法要旨》则论述了该病的病因病机："若素受风寒湿气，再遇跌打损伤，瘀血凝结，肿硬筋翻，足不能直行。"因此该病的外因多为风寒湿邪侵袭机体，或遇跌打损伤等，从而引起筋脉失养、气血运行不畅。

1. 挑针疗法及其作用分析

挑针疗法是通过使用特制针具在人体皮肤局部反应点或穴位迅速、轻微、连续地挑刺皮肤或挑断皮下纤维治疗疾病的一种外治疗法，也称针挑疗法或挑刺、挑治。

挑针疗法由砭刺法发展而来，属于"刺络疗法"中的"半刺"，挑刺的深度限于皮部。《素问·皮部论》云："欲知皮部，以经脉为纪者，诸经皆然。"《素问·五脏生成》记载皮部疾病治疗的条文："卫气之所留，邪气之所客也，针石缘而去之。"临床上通过观察皮部特定区域皮肤色泽、形态、感觉的变化等来诊断脏腑经络疾病，即中医所说的"有诸于内，必形于外"。

庄礼兴教授将挑针疗法运用于肌筋膜炎的治疗，效果显著，值得临床推广使用。目前对挑针疗法治疗肌筋膜炎的作用机制尚无明确定论，庄礼兴教授认为，肌筋膜炎患者痛点相对固定，局部常形成条索状物或结节，常规针刺难以速效，而挑针疗法运用特制的钩状针刺入皮下脂肪层或皮下筋膜层，挑断纤维组织，其刺激量较普通针刺大很多，通过提高患者的痛阈，使患者自觉疼痛症状减轻。

2. 选穴原则及操作方法

庄礼兴教授认为，肌筋膜炎无论是内因或是外因导致，都表现为"不通则痛"。《灵枢·卫气失常》云："筋部无阴无阳，无左无右，候病所在。"他认为经筋病与经脉病变不同，没有阴阳虚实的变化，临床治疗随病所施治。故其选穴"以痛为输"，不拘泥于经穴所限。也就是说阿是穴是治疗肌筋膜炎选择的主要穴位，同时配合局部选穴。

操作方法：确定挑针部位，常规使用碘酒消毒。在固定挑刺点上，左手用拇食指撑开皮肤，右手持针，手握钩状针刺入一定深度（0.2～0.3cm

处，皮下脂肪层或皮下筋膜层），利用腕力将针体迅速向上提起，做左右摇摆的动作，把挑起的表皮挑断。挑开口后，即可再将针尖迅速上提，针柄下沉，重复 2～3 次，直至纤维拉出，或有血流出时，则表明局部纤维已净。每次选择 3～5 个穴位或痛点，操作结束后用苯扎溴铵贴贴住伤口，避免感染。嘱患者治疗期间清淡饮食，注意观察挑刺部位是否有红肿发炎情况。

3. 挑针治疗颈部肌筋膜炎

颈部肌筋膜炎发生在肩颈部位，为手太阳、督脉、足太阳、足少阳等经脉所过之处。从解剖部位说，主要累及肩颈部筋膜、肩胛提肌、颈斜角肌、胸锁乳突肌、冈上肌、冈下肌及菱形肌。肩颈肌筋膜炎的患者常在肩中俞、曲垣、膏肓等穴位附近能摸到条索状物或硬结或明显的触痛。庄礼兴教授师古而不泥古，通过长期的临床观察总结，发现肩颈肌筋膜炎患者大多在肩外俞和大椎穴连线中点可触及痛点，在患者此阳性反应点做挑针治疗，疏通经络，达到通则不痛的效果，因此将此经验穴命名为"肩颈痛穴"。肩颈痛穴当大椎与肩外俞连线中点，刚好处于膀胱经上，主治肩颈痛等病证；在解剖上正好处于头夹肌、颈夹肌、中角斜肌及后角斜肌肌肉相交处，亦是颈椎肌肉活动度较大之处，长期伏案及头部转动亦在此形成劳损点，在症状上表现为压痛，甚至可触及结节。

肩颈痛穴操作方法：在穴位处先用特制钩针轻挑破皮，再用钩针挑找皮下纤维，轻轻牵拉皮下纤维，一般可找 3～4 根白色纤维，最后用钩针挑断白色纤维，整个操作过程一般无出血或仅有微量出血。

4. 挑针治疗腰背骶部肌筋膜炎

腰背骶部肌筋膜炎发生在腰背部、腰骶部，为带脉、督脉、足太阳等经脉所过。从解剖部位说，主要累及腰背骶筋膜、背阔肌、竖脊肌、骶棘

庄礼兴针灸特色学术经验

肌、髂腰肌、臀大肌、臀中肌等。腰背部肌筋膜炎常在大肠俞、腰阳关、命门、志室、肾俞、次髎等穴附近可触及痛点或条索状物。庄礼兴教授结合解剖知识，认为第 3 腰椎是腰椎前凸的顶点和腰椎活动的中心，其横突为人体最长，因此受力最大，周围组织较其他横突更易产生劳损，腰背部肌筋膜炎患者常可在此触及痛点或条索状物。因此庄礼兴教授临床常选取该穴做挑针治疗腰背骶部肌筋膜炎，取得满意效果。

5. 验案举隅

夏某，男，45 岁，因"颈肩部酸疼 4 月余"就诊。

患者主诉颈肩部酸胀疼痛，板硬不适，不伴双上肢麻木乏力，劳累及天气变化时症状加重，影响工作及睡眠，纳可眠差，舌淡红，苔白，脉弦。行颈椎 DR 检查未见明显异常，曾在门诊多次行针灸治疗，诉针灸后可缓解，但持续时间不长，反复发作。后前来庄礼兴教授门诊就诊。查体患者在肩中俞、曲垣、膏肓穴处明显触及硬结，且触痛明显。

西医诊断：肩颈肌筋膜炎。

中医诊断：项痹病，寒湿蕴结证。

庄礼兴教授选择"肩颈痛穴"（肩外俞和大椎穴连线中点处）为主，配合肩中俞、曲垣、膏肓穴，行挑针疗法。经 1 次治疗后患者症状明显减轻。1 周后二诊取"肩颈痛穴"继续行挑刺治疗，患者颈肩部疼痛消失，嘱患者注意颈肩部位防寒保暖。随访 3 个月未见复发。

按：患者肩颈部位酸胀不适，板硬，发作与天气和劳累有关，检查排除颈椎间盘突出、退化等病变，临床诊断考虑"肩颈肌筋膜炎"。《黄帝内经太素·经筋》云："筋为阴阳气之所资，中无有空。不得通于阴阳之气上下往来，然邪入臊袭筋为病，不能移输，遂以病居痛处为输。"故选取该病患有明显压痛的肩中俞、曲垣、膏肓穴及"肩颈痛穴"，交替行挑针治疗。患者逐渐痛减痊愈。

6. 结语

庄礼兴教授运用挑针疗法治疗肌筋膜炎患者，均取得了满意的疗效。在选穴上，庄礼兴教授分别选用经验穴"肩颈痛穴"及第3腰椎横突旁阿是穴为主穴进行治疗。在操作上，庄礼兴教授强调手法轻柔，术口无出血或微量出血，更重要的是皮下纤维必须全部挑干净才能达到速效。从作用机制看，挑针疗法具有针刺效应、刺络放血效应、按摩效应等，通过剥离松解肌肉组织、引发机体组织损伤修复机制，从而起到消除炎症、改善血液循环、降低神经反应性的作用。挑针治疗器具简单，临床操作方便易学，疗效可靠，值得临床推广应用。

（张宾）

第四部分 · 医案赏析

一、颤证案（帕金森病）

张某，男，52 岁，2019 年 2 月 27 日初诊。

主诉：右侧肢体震颤 3 年余。

初诊：患者 3 年前无明显诱因出现右手震颤，3 个月后伴随出现右足震颤。外院诊断为"帕金森病"，曾服用美多芭等药物，症状未见缓解，且出现失眠等症状。后寻求中医治疗，自行服用中药（具体不详），症状呈进行性加重，开始出现左侧肢体轻微震颤，紧张时症状加重。

时症：右侧肢体轻度震颤，肢体感觉无明显异常，肌张力稍高。平素恶风恶寒，胃纳可，眠差，二便正常。舌尖红，苔薄黄，脉弦滑。

诊断：颤证（痰热内扰、肝风内动证）。

治法：理气化痰，平肝息风。

处方：①电针：四神针、印堂、神庭、舞蹈震颤控制区（图 4-1）、风池。②留针：四关穴（合谷、太冲）、三阴交。③耳针：交感、缘中、神门、肝、肾、内分泌。④中药：陈皮 10g，法半夏 15g，云苓 15g，炙甘草 5g，竹茹 10g，枳实 15g，白芍 15g，天麻 15g，钩藤 15g，僵蚕 15g。共 7 剂，日 1 剂，水煎至 200mL，早晚分服。

按语：帕金森病在中医属"颤证"范畴，清代张璐《张氏医通》对其病因病机、辨证治疗及其预后有较全面的阐述，认为本病多因风、火、痰、虚所致。本病起病较缓，病初肝气不舒，生风化火，风痰扰动，而致筋脉失养；病程迁延，忧伤思虑，脾失运化致饮邪内生，风行饮动而扰动筋脉。现代多数医家认为，本病病位在脑，与肝、脾、肾密切相关，证属本虚标实，以虚为主，即以肝、脾、肾三脏亏虚为本，以风、火、痰为标。

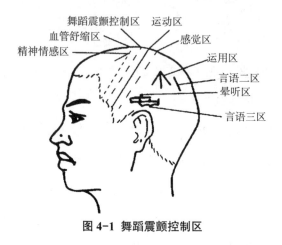

图 4-1 舞蹈震颤控制区

庄教授临证强调准确把握病机，本医案患者证属痰热内扰、肝风内动，庄教授善用温胆汤配合平肝息风类药物，以理气化痰、平肝息风。温胆汤首见于《集验方》，其所主病证的核心病机为"气机郁结，痰浊内扰"，具有理气化痰和中之效。患者病程迁延，精神长期处于紧张焦虑的状态，睡眠质量较差，庄教授准确把握患者病机，以温胆汤治疗痰热内扰所致的失眠，意在调整患者的内在环境。《素问·至真要大论》云"诸风掉眩，皆属于肝"，庄教授在温胆汤基础上配伍天麻、钩藤、僵蚕等平肝息风、化痰通络之品，再加一味白芍，取其柔筋缓急之意，进一步改善患者肢体震颤症状。

庄教授认为，帕金森病由于病程较长，患者肢体活动不便，其生活质量严重下降，精神心理状态较差，抑郁便是帕金森病最常见的非运动系统症状。多项国内外研究提示，帕金森病伴发抑郁的发生率为 40% ～ 50%。庄教授所总结的以"治神"为主的调神针法，临床针对本病具有良好疗效。庄教授认为，帕金森病所表现出来的不自主手抖、失眠焦虑等症状，均与"神"密切相关，故临床用"调神针法"：四神针、印堂、神庭等安神定志，配合舞蹈震颤控制区改善肢体症状，再加针双侧风池与理气开郁之"四关穴"以平肝息风。

庄教授临床常以此法治疗帕金森病、血管性痴呆等疾病，主要症状表现为震颤、僵硬、动作减缓者，皆可用之。

定位：①舞蹈震颤控制区：运动区向前移 1.5cm 的平行线；②运动区：上点在前后正中线的中点向后移 0.5cm 处，下点在眉枕线和鬓角发际前缘相交处，上点与下点连线即为运动区。

（庄锦源）

二、面痛案（三叉神经痛）

何某，女，63 岁，2018 年 9 月 7 日就诊。

主诉：双侧面痛 30 余年，加重半个月。

初诊：患者 30 余年前无明显诱因出现左侧面部疼痛，呈阵发性刺痛，后逐渐发展为双侧面痛，双侧交替发作，常需口服卡马西平缓解疼痛。半个月前患者出现右侧牙痛，后右侧面部疼痛加重，夜间明显，经牙医治疗后症状不减，且发作次数增多，疼痛难忍。辅助检查：2017 年 9 月 25 日三叉神经 MR 平扫加增强考虑左侧三叉神经根部血管骑跨（小脑前动脉可能）。

时症：右侧面部疼痛，以面颊、耳前、下颌疼痛为主，呈阵发性刺痛，持续数分钟，反复发作，常因洗脸、刷牙、情绪变化而诱发。发作时疼痛难忍，需服卡马西平缓解疼痛。自觉情绪烦躁，纳可，眠差，二便调，舌质淡、干，苔薄黄，脉弦细。

诊断：面痛（邪郁少阳证）。

治法：疏肝利胆，通络止痛。

处方：①电针：四神针、神庭、印堂、颊车、夹承浆、风池、听会。②留针：合谷、太冲。③局部火针与头部梅花针交替。④中药：柴胡 15g，半夏 15g，党参 15g，甘草 5g，川芎 10g，白芷 15g，葛根 30g，白芍 30g，大枣 10g，生姜 2 片，黄芩 10g。

针灸 2 次后患者诉右侧面痛症状减轻，逐渐停用卡马西平，后巩固治疗 2 次。

11 月 2 日来诊，诉左侧面痛，以侧头部闪痛为主，反复发作，右侧面部疼痛好转未复发。

11 月共针灸 5 次后左侧面痛好转，后间断巩固治疗 4 次，面痛未再发作。

2019 年 3 月再发，诉上次治疗后面痛好转一直未复发，现偶有双侧下颌及耳前疼痛，夜间明显，影响睡眠，舌红，苔黄腻，脉弦滑。

处方：①电针：颧髎、下关、夹承浆、迎香、风池。②留针：合谷、中渚。③局部火针与头部梅花针交替。④中药：升麻 10g，白芷 15g，薏苡仁 15g，半夏 10g，竹茹 15g，枳壳 15g，陈皮 10g，茯苓 15g，炙甘草 5g，葛根 15g。

针灸 2 次后双侧下颌及耳前疼痛好转未复发。

按语：面痛又称"面风痛""面颊痛"，是以眼、面颊部出现放射样、烧灼样抽掣疼痛为主症的一种疾病。本病多发于 40 岁以上，女性多见，常因洗脸、刷牙、冷刺激、说话、情绪变化等诱发，发作次数不定，突发突止，间歇期无症状。随着病情迁延，发作次数逐渐增多，发作时间延长，间歇期缩短，甚至可出现持续性发作。本病多见于西医学三叉神经痛，以上、下颌支同时发病居多。

庄教授述面痛的病因与外感邪气、情志不调密切相关。"头居上体，为风之所先及"，面痛起病急骤，遇触即发，时作时止，符合风邪致病特点。肝为刚脏，属木，木性喜条达，肝气喜舒畅。"肝性善怒，其气上行则顺，下行则郁，郁极则火动而诸病生矣。"情志不畅，肝气抑郁不舒或暴怒激发肝阳则致气机不畅，气郁为火，肝阳升动太过则阳化为风，风火上扰而发为头面掣痛。"太阳在表，敷畅阳气，谓之开；阳明在里，受纳阳气，谓之阖；少阳在表里之间，转斡阳气，犹枢轴焉，故谓之枢。""面风病"起病急骤，疼痛剧烈，多为外感邪气乘虚而入或情志不畅，肝失疏泄，损伤少阳经脉，导致开阖枢机不利，正邪相争。

庄教授在长期的临证中发现，不少面痛的患者除了面部阵发疼痛外，还有情绪低落或情绪紧张、烦躁易怒等精神情志改变，精神情志改变又易诱发面痛，二者相互影响，恶性循环。庄教授主张通过"调神定志"的方式来调理神志、改善面痛。

临床治疗中，针刺方面庄教授多选四神针、印堂、神庭、合谷、太冲及面部局部穴位治疗面痛。头部四神针、神庭、印堂既可疏通局部经络又可调神定志。合谷属手阳明大肠经原穴，行气血；太冲属足厥阴肝经原穴，平肝风。两穴相配为"四关"，采用毫针泻法，用重刺激手法，泻之可疏肝理气、清热泻火、祛风通络止痛。颧髎、下关、颊车、夹承浆为面部局部取穴，疏通面部经络，眼部疼痛可配攒竹、阳白，上颌疼痛可加用四白、巨髎穴，下颌疼痛以颊车、夹承浆为主，面部穴位加用电针增强止痛效果。面部皮薄，神经、血管丰富，采用较细的火针，沿神经分布走行点刺，针刺宜浅，能起到良好的止痛效果。梅花针主要沿三叉神经分支走行叩打面部皮肤，轻刺激，以颜面潮红为度，舒缓颜面部肌肉皮肤，通经活络止痛。

庄教授述治疗面痛反复发作，中药可从柴胡汤证入手。小柴胡汤最早见于《伤寒论》，主治"往来寒热，胸胁苦满，默默不欲饮食，心烦喜呕，或胸中烦而不呕，或渴，或腹中痛，或胁下痞硬，或心下悸，小便不利，或不渴，身有微热，或咳者"，但见一证便是。其"往来"不仅指疾病迁延，病程慢，也指有节律性，或日节律，或周节律，或月节律，或时发时止，不可捉摸。面痛具有发作性、发无定时、反复发作等特点，符合小柴胡汤"往来寒热"的特征。可予"小柴胡汤"加减，其中白芷入阳明经，祛风止痛，葛根、白芍生津养阴，柔筋通络，再加以川芎活血通络止痛，以达疏利肝胆气机、通络止痛之效。

（郭婷）

三、泄泻案（肠易激综合征）

陈某，男，22 岁，2019 年 12 月 20 日就诊。

主诉：反复腹泻 6 年余。

初诊：患者于 6 年前无明显诱因出现腹泻，查粪便常规及胃肠镜检查无明显异常，予止泻药物治疗症状可暂时缓解。6 年来患者腹泻反复发作，患者自觉上述症状影响生活，对生活缺乏兴趣。

时症：腹泻，大多呈稀水样便，偶可为成形软便，无黏液及脓血，日行 3 ～ 5 次，多发生于进餐后，伴腹胀，无腹痛，纳可，眠一般，尿频，无尿痛，舌淡红，苔薄白，边有齿痕，脉滑。

诊断：泄泻（脾胃虚弱证）。

治法：通督调神，健脾止泻。

处方：①电针：调神针法（四神针、神庭、印堂、神门、三阴交）。②留针：关元、足三里、上巨虚、合谷、太冲。③耳针：肝、脾、大肠、皮质下、缘中、心。

按语：本病西医诊断为肠易激综合征，肠易激综合征是一种功能性肠病，无器质上的改变，患者除了具有腹痛、腹胀等腹部不适及排便习惯改变的症状，往往伴有焦虑、抑郁、失眠等精神症状，其腹部症状的反复发作，精神症状也会逐步加重，反过来加重腹部不适及排便习惯改变等症状，严重影响患者的生活质量。

本病属中医学"泄泻""腹痛"范畴，其病位主要在肠，与心、肝、脾有关。《三因极一病证方论》云："喜则散，怒则激，忧则聚，惊则动，

庄礼兴针灸特色学术经验

脏气隔绝，精神夺散，以致溏泄。"肝喜条达而主疏泄，七情不舒，导致肝失疏泄，横逆犯脾，脾胃运化失司，谷气不消，浊气下流，小肠、大肠不能泌清别浊。脾失健运，化源不足，导致血虚，心失所养。心主神明，主宰五脏六腑的生理活动，心神失养，导致脏腑气机紊乱，脏腑功能失调。

庄教授认为本病治疗应从肝脾论治，重在调神。《灵枢·本神》曰"凡刺之法，必先本于神"，庄教授强调心神、元神对机体的统摄作用，故以通调心神、统摄固本为第一要务。治疗上取四神针，其位于百会穴前、后、左、右各 1.5 寸处，四神针较四神聪在头脑部的投影区更大，且皆为督脉、膀胱经穴位，配合神庭、印堂，取"宁失其穴，勿失其经"之意。由于督脉"入属于脑"、足太阳膀胱经"从颠入络脑"，均与脑有直接的联属关系，针刺可通调督脉、安神醒脑；心是统管五脏六腑的君主，亦是藏神的处所，取神门穴以宁心安神；三阴交能疏理肝、脾、肾三经经气，具有健脾、疏肝、补肾之功；取大肠之下合穴上巨虚以通调肠腑，小肠募穴关元以益气止泻，足三里以健脾益气；合谷、太冲上下配穴，能通达气血，调理脏腑，平衡阴阳。

西医学认为，耳穴能够反映人体的全息状态，耳与五脏六腑均有生理功能和一定程度的病理反应上的联系，通过耳穴压豆刺激相应部位以起到调理脏腑、疏通经络的治疗作用。庄教授常取脾、大肠通调肠腑，心、肝相伍以疏肝行气、宁心安神。皮质下、缘中在脑的相应功能区内，刺激该部位能恢复神机的作用。

肠易激综合征的传统中医治则，不论针灸还是中药均以"疏肝健脾"为主，选穴多取肝、脾、胃经的穴位，传统治法确实能够改善患者的腹痛、腹胀等腹部不适及排便异常等症状，但是在改善焦虑、抑郁、睡眠障碍等精神症状方面效果存在一定的欠缺，并且易复发。庄教授继承《内经》针刺调神思想，强调"粗守形，上守神"，遵循疾病的病机进行针刺。

"调神针法"旨在解决肠易激综合征患者的精神、心理问题，从脏腑－精神－气机三方面入手，以通调心神、统摄固本为基本治则，并在调畅精神情志的同时，通达脏腑气机，从而促进肠道功能的恢复，是西医学"生物－心理－社会"医学模式的体现，能够改善患者的生理、心理及生活质量。

（黄慧仪）

庄礼兴针灸特色学术经验

四、颤证案（迟发性运动障碍）

陈某，男，64 岁，2019 年 11 月 1 日就诊。

主诉： 双手震颤 7 年余，加重 2 月余。

初诊： 患者 7 年余前服用抗焦虑药物治疗后出现双手震颤症状，基本稳定，近年来未见明显加重；近 2 个月双手震颤加重，门诊行针灸等治疗后症状反复。既往焦虑症病史 7 年余，目前服用盐酸帕罗西汀、阿普唑仑片，症状可控制，迟发性运动障碍病史 7 年余，目前服用盐酸异丙嗪片，症状控制一般。

时症： 患者神清，精神可，反应迟钝，言语缓慢，口干，无口苦，双手震颤，腰部疼痛，纳可，眠差，须口服安眠药辅助入睡，小便可，大便秘结。舌红，苔少，脉细。查体：L4、L5 棘突压痛，直腿抬高试验（-），"4" 字试验（-），梨状肌紧张试验（-）。四肢肌力正常，左上肢肌张力稍增高，病理征未引出，共济运动未见明显异常。双侧手指可见搓丸样动作，频率 4～6 次/秒，静止时出现，紧张时加重，随意运动时减轻。步态可见上半身稍前倾、僵硬，摆臂幅度小或无。伸舌细颤。

诊断： 颤证（肝肾亏虚证）。缘患者肝肾亏虚，肾髓亏减，脑髓失充，脑神失守，加之水不涵木，木失所养致下虚高摇，动静失调。

治法： 补益肝肾，通调任督。

处方： ①电针：头部取督脉排针（神庭、前顶、百会、后顶）。处方 1：腹部取天枢、关元、中脘；处方 2：腰部取关元俞、气海俞、腰部督脉排针。处方 1 和处方 2 交替应用。②留针：合谷、太冲、三阴交、申脉、照海。③配合中药封包、小针刀、火针等中医特色疗法。④中药：以镇肝息风汤加减，龙骨30g（先煎），牡蛎30g（先煎），龟板15g（先煎），牛膝15g，天冬15g，白芍15g，炙甘草5g，钩藤15g，玄参15g，补肝肾，息内风，潜浮阳。

患者住院12天后出院，双手震颤症状稍好转，腰痛症状明显缓解，大便调。

按语：颤证又名"振掉""颤振""震颤"，是以头部或肢体不自主摇动、颤抖为主要临床表现的一种病症。轻者仅有头部摇动，或局限于手足或单一肢体微颤，重者可见全身颤动，肢体颤动不止，甚则肢节拘急，影响日常工作、生活。

迟发性运动障碍（tardive dyskinesia，TD）又称迟发性多动症，于1968年由Crane首先报道，是由抗精神病药物诱发出现持久的刻板重复的不自主运动，常见于长期（1年以上）应用抗精神病药治疗的患者，减量或停服后最易发生。

本病多发生于老年患者，尤其是女性，临床特征是节律性刻板重复的舞蹈－手足徐动样不自主运动，可见于口、面部、躯干或四肢，也可有颈或腰部肌张力障碍或动作不宁。老年人口部运动具有特征性，年轻患者常见肢体受累，儿童口面部症状较突出。不自主运动常在用药数月至数年后出现，症状大多不会呈进行性加重，但可能持久不愈，疗效欠佳。

该患者除了有双手震颤、腰痛症状外，还有焦虑症病史，从调神针法的角度考虑，该类疾病属于身心同病的范畴，治疗上应身心同调，调神的同时兼顾肢体症状。庄教授重点提醒，此类疾病须与另一类单纯神志类疾病相鉴别，单纯神志类疾病的特点为疼痛位置、时间不定，辅助检查躯体无明显异常或无对应责任灶，治疗效果反复，与情绪相关等。单纯神志类疾病适合以调神针法为主进行治疗，重在取督脉经穴而少局部穴位。

庄教授指出，临床上遇到类似的患者要注意鉴别诊断。若患者运动障碍发生在服用抗精神病药后，则需要考虑迟发性运动障碍。针灸配合中药治疗迟发性运动障碍更加有优势，预后更好。

此类患者在用药上存在矛盾，抗焦虑则震颤生，不抗焦虑则焦虑重，若在病症初起时以调神针法及服用中药治疗，可以达到既抗焦虑又无震颤出现的目的。

（黎建鹏）

五、项痹案（颈椎病）

案一：刘某，女，64 岁，2017 年 6 月 19 日就诊。

主诉：颈项不舒 2 年余，加重伴手麻、下肢乏力 5 天。

初诊：患者因长期从事低头工作，近 2 年来反复出现颈部酸痛，头低位时痛甚，5 天前因吹空调后出现颈部疼痛加重，头晕，两肩酸重，手麻，强烈的胸胁裹束感，下肢乏力，步履有时欠稳，偶有恶心，怕风。颈椎 MRI 提示：颈椎退行性变，C3 ～ C6 椎间盘突出，椎管狭窄，C4 ～ C6 脊髓受压，脊髓信号尚正常。曾至骨科门诊就诊，诊断为脊髓型颈椎病，建议手术治疗，患者拒绝手术治疗。

患者经人介绍至庄教授门诊就诊，查体：颈椎生理曲度变直，颈压痛（++），叩顶试验（+），霍夫曼征（+），膝反射（++），踝反射（++），无阵挛，下肢锥体束征（-）。四肢肌力 5 级，肌张力正常，感觉正常。舌淡红，苔白，脉浮细。

中医诊断：项痹病，辨证属气血失和伴太阳经证。缘患者长期低头工作，导致局部气血运行不畅，久之气血失于调和，不通则痛，加之外感寒邪，致经输不利、督脉阳气受损，同时邪气滞留筋脉、肌肉、骨节，致气血不畅、营卫不和、经脉痹阻而表现为颈项部不舒、手麻、下肢乏力等症状。

西医诊断：脊髓型颈椎病。

治法：调和气血，祛风通络。

处方：

①针刺：主穴取百会、风池（双）、后顶、大椎、颈三针（双）、大杼、百劳、天柱、颈肩穴；配穴取后溪（双）、足三里（双）。

患者取俯卧位，以 0.3mm×40mm 毫针针刺，取百会穴平刺进针，针体进入帽状腱膜下，指下沉紧若吸之时，行快速捻转补法，持续 1 分钟；取风池穴（双侧）朝鼻尖方向进针，使针刺局部产生酸麻胀重针感，后用艾条悬灸督脉后顶、大椎穴，以患者感温热为宜。取颈三针（双侧）、颈肩穴（双侧，经验穴取大椎及肩外俞连线中点，当颈肩连接交界处）、后溪穴（双侧），针刺得气后，行平补平泻之法，提插捻转数次，局部酸胀感为度。足三里（双侧），行捻转提插补法，留针 30 分钟，隔日 1 次。

②中药以调和气血、疏风通络为法，拟桂枝加葛根汤加减。

桂枝入肝、膀胱经，辛温发散，外能疏散表邪，内能调和气血、阴阳；葛根甘寒生津，起阴气，鼓舞阳明津液布达，缓解经脉之拘挛，引药直达颈项，是治疗颈椎病的要药；同时重用芍药，与方中甘草组成芍药甘草汤，酸甘化阴、缓急止痛，可使拘挛的项背经脉舒展通畅；加薏苡仁祛湿；老桑枝、鸡血藤行气活血通络；生姜散寒温胃。全方共奏调和营卫、行气活血、散寒除痹的功效。具体用药如下：

桂枝 10g，白芍 30g，葛根 30g，生姜 6g，黑枣 15g，老桑枝 30g，薏苡仁 30g，甘草 6g，鸡血藤 30g。共 7 剂，日 1 剂，加水 1000mL，浸泡 1小时，煮至 250mL，分早晚 2 次温服。

同时嘱患者治疗期间注意颈部保暖，尽量减少低头时间及频率，起居有时，劳逸结合，注意颈部保护，避免外伤。

二诊：2017 年 6 月 30 日。服药后，患者诉颈部疼痛稍缓解，无头晕，手麻减轻，下肢乏力较前缓解，纳眠可，舌脉同前。针灸处方不变，隔日

1 次，每周 3 次。中药守上方，加威灵仙、川芎各 15g 活血通络，续服 2
周。

三诊：2017 年 7 月 14 日。患者诉颈痛、手麻木、下肢乏力明显缓解，
胸部裹束感已消失，步履平稳。舌淡红，苔薄白，脉弦，针刺穴位加双侧
合谷、太冲（以 0.30mm×25mm 毫针针刺，得气后行提插泻法），隔日 1
次，共 6 次。方药守二诊方去老桑枝，连服 4 周。经治疗后患者颈肩、手
麻症状好转，偶有下肢乏力，颈部活动度明显改善。间断服药，随访 1 年
未复发，复查颈椎 MRI 示：颈部病理结构基本无改变。

按语：项痹病，属于痹证的范畴。人体因感风、寒、湿、热等邪气引
起，颈项部疼痛、活动不利，双上肢麻木，甚则四肢乏力，影响日常生活
和工作，多发于中老年人。

庄教授认为，本例患者为 64 岁老年女性，由于长期低头工作、颈部
护理不当致颈部劳损为先，复感风、寒、湿邪，外邪首先侵袭太阳，致经
输不利、督脉阳气受损，同时邪气滞留筋脉、肌肉、骨节，致气血不畅、
营卫不和、经脉痹阻而表现为颈项部不舒、手麻、下肢乏力等症状，证属
本虚标实，属太阳经证，辨证属气血失和。治疗当遵循"急则治其标"的
原则，根据《伤寒论》第 14 条："太阳病，项背强几几，反汗出恶风者，
桂枝加葛根汤主之。"故一诊予桂枝加葛根汤加减，针灸处方予温针灸百
会、风池引阳和阴、和络祛风，配合颈肩穴、颈三针局部取穴和后溪、足
三里远端取穴，共奏宣痹通络、解痉止痛之效。早期脊髓型颈椎病多伴有
颈项部畏寒、僵硬、疼痛，易漏诊、误诊。《灵枢·周痹》曰："痛者，寒
气多也，有寒故痛也……热气至则痛止矣。"庄教授认为，单用针刺温散
之力偏弱，单用灸疗温通之力不足，针灸并用，方可共奏温通经络、祛风
散寒、调和气血之效。二诊患者诉颈部疼痛稍缓解，无头晕，手麻、下肢

乏力较前缓解，考虑患者督脉受损，阳气尚未完全恢复，经气不利，守原方基础上加以威灵仙、川芎善走上肢经络，增强舒筋活血通络之效。针灸处方同前。三诊患者诉诸症较前明显缓解，舌脉较前改善，考虑患者正气逐渐恢复，脉络趋向通畅，因患者年龄较大，以本虚为主，故方药仍以调和气血、通经活络为治法，守二诊方去老桑枝，长期服用，补益气血，巩固疗效。针灸处方在前方基础上加双侧合谷、太冲加强理气通络之效。在随后的复诊中，均针药并用，直达病所，基本以桂枝汤加减遣方用药防止复发。在整个治疗过程中，均以气血虚为本、外感邪气为标，前三诊均立足于督脉及膀胱经辨证，以调和气血、疏风通络为治则，配合针刺，内外同治，疗效显著。庄教授强调此病需注重日常防护：避免长时间低头姿势，注意避寒保暖。

（李婷）

案二：项痹案

许某，女，53 岁，2016 年 4 月 10 日就诊。

主诉： 反复颈项部疼痛 1 年余。

初诊： 患者自诉近 1 年来觉颈项部疼痛不适，夜间痛甚，活动后可减轻，但每当长期伏案工作时上述症状加剧，曾行推拿治疗，改善不明显，遂至针灸科诊治。

时症： 颈项部疼痛，伴肩部疼痛，活动受限，无头晕、心慌、汗出及肢体麻木感。既往有长期睡姿不当及长期伏案工作史。查：C5～C6 棘突旁两侧压痛，颈项部僵硬，可触及条索状物，前屈、后伸、旋转、侧偏受限，颈部 X 片示：颈椎椎体后缘唇样骨质增生，C5～C6 椎间隙变窄。舌淡，苔白，脉沉涩。

诊断：项痹（气滞血瘀证）。缘患者枕头高低不适，睡姿不当，及长期伏案工作，致使颈项部经脉痹阻不通，气血运行不畅，瘀血内停，血不养筋，从而引起颈项部疼痛、僵硬及活动不利等不适。

治法：活血化瘀，通络止痛。

处方：风池（双）、颈百劳（双）、颈根（双）、肩井（双）及局部阿是穴。

操作：选用中粗火针，左手持酒精灯将针尖烧至通红或通白，右手快速点刺风池、颈百劳、颈根、肩井及局部阿是穴，隔日1次。

二诊：4月18日。患者自觉疼痛感消失，活动亦恢复如常，4月30日自诉受风感冒，病情稍有反复，继续上述治疗方法，另加火针点刺大椎、外关等穴以疏散风邪，为防止疾病复发，坚持治疗3次。

三诊：5月10日。疼痛全部消失，活动范围正常，为巩固疗效，续针2次，并嘱咐患者注意颈部保暖，改变睡姿，避免长期伏案工作，适当加强颈部活动。

按语：此项痹案西医诊断为颈椎病。颈椎病又称"颈椎综合征"，是指颈椎间盘慢性退变（髓核脱出、弹性降低、纤维环破裂等），颈椎椎体后缘唇样骨质增生，颈项韧带钙化，导致周围组织如肌肉筋膜、脊髓、神经、血管等受损，并由此产生的头、颈、肩、上肢等一系列综合症候群。调查研究表明，40～60岁为颈椎病的高发年龄，而70岁以后患病率达到90%。颈型颈椎病的主要临床表现以颈部症状为主，表现为颈项部强直、酸胀疼痛，活动受限，严重者可出现肩背部疼痛。西医学认为颈椎病的发病机制为机械压迫，动静力失衡。其所引起的疼痛是因为颈项部血液运行不畅，软组织发生粘连、肌肉挛缩。治疗上于风池、肩井及颈百劳、颈根（颈根穴位于颈肩移行处当斜方肌前缘，平第7颈椎棘突取之）等穴行火针点刺可促进局部血液循环，加快修复微循环系统，松解粘连，舒缓肌肉痉挛，提高病变组织的再生能力。《标幽赋》云："经络滞，而求原别交会之道。"风池穴为足少阳经与阳维脉交会，肩井为手足少阳与阳维脉之交会穴，故针刺风池、肩井穴能起到疏通少阳经脉的作用。中医古典记载风池穴、肩井穴主治颇多。如《针灸大成》云："风池穴主洒淅寒热，伤寒温病汗不出，目眩苦，偏正头痛，疟颈项如拔，痛不得回顾。"《会元针灸学》中曾记载："肩井者，在肩部阳气冲出显明之处，而通于五脏，推荡瘀血，而生青阳之气，如泉涌出……四骨之间，如井之状，故名肩井。"肩井穴为"大关津"，是全身气血津液输布的关隘，为阳气涌出之处，可见针刺肩井穴可鼓舞阳气升发而荡瘀血。《针灸甲乙经》记载："肩背痹痛，臂不举，寒热凄索，肩井主之。"《景岳全书》载："凡大结大滞者，最不易散，必欲散之，非借火力不能速也。"可见火针通过结合针和火的双重作用，火性热可激发人体阳气，疏通经脉中运行不畅之气血，改善局部血供，筋脉得以血养而舒缓，而此患者正为劳伤日久，致局部气血运行受阻，采用火针治疗可起到温通经脉、行气活血、通络止痛的作用。

（于维涛）

六、吞咽困难案（中风后吞咽障碍）

朱某，男，65岁，2019年12月16日就诊。

主诉： 吞咽困难伴右侧肢体乏力1月余。

初诊： 患者于2019年11月6日凌晨出现头晕，伴天旋地转感，恶心欲呕，口角向右歪斜，左眼睑下垂，额纹正常，吞饮正常。隔日早晨出现呕吐，呕吐物为胃内容物，饮水时吞咽困难，右侧肢体乏力，遂至某三甲医院住院治疗。住院期间予对症处理后口角恢复正常状态，左眼可睁开，右侧肢体乏力及吞咽困难症状未见明显好转。

时症： 饮水呛咳，吞咽困难，鼻饲饮食，喉中痰量多、色白。悬雍垂稍左偏，咽反射减弱。肌张力正常，右侧肢体肌力5⁻级，余肌力正常。病理征：左侧霍夫曼征（＋），左罗索利莫征（＋），双侧巴氏征（＋）。近1个月偶有耳鸣，听力下降，纳眠一般，小便正常，大便在开塞露辅助下可日一行，舌暗红，苔黄腻，脉弦滑。辅助检查：2019年11月19日吞咽障碍临床评估报告诊断：吞咽功能障碍。2019年11月21日某三甲医院康复医学科诊断：①吞咽功能障碍；②显性误吸；③环咽肌开放不完全；④食管运送功能障碍。电子喉镜吞咽功能检查记录单，FEES评估结果：吞咽障碍（咽期）。2019年12本院颅脑MRI平扫＋增强扫描：考虑延髓左侧小缺血变性灶或腔隙性梗死灶，双侧额顶叶皮层下、半卵圆中心、放射冠及侧脑室周围脑白质变性。

诊断： 中风（中经络——痰瘀阻络证）。缘患者素体气虚痰盛，加之饮食不节，更伤中气，致痰浊壅滞，郁而化热，痰热互结而生风，风、火、痰、瘀阻滞脑络舌窍，故吞咽困难。

治法：疏通经络，醒脑调神，化痰通腑。

处方：①电针：四神针、舌三针。②留针：承浆、太溪（左）、通里（右）。

四神针针尖皆朝向百会，舌三针向舌根方向深刺 1.2 ～ 1.5 寸，左太溪、右通里行导气同精法，以疏通经络、醒脑调神、化痰通腑。第一次治疗，在通里、太溪穴行导气同精法 10 分钟后予 15mL 温水试饮服，患者顺利吞下。后重复两次饮水，均顺利吞咽。患者自诉在太溪、通里行导气法之时，喉中犹如封闭的大门重新开启。

2019 年 12 月 18 日：3 次治疗后患者可一次性饮用 120mL 左右温水。

2019 年 12 月 25 日：6 次治疗后，患者饮水无呛咳，可一次性吞咽 100mL 左右糊状食物。

2020 年 1 月 2 日：8 次治疗后，患者拔除胃管，恢复自行饮食，一次能吃流食或软食 200 ～ 300mL，嘱患者每日少食多餐。

按语：本例患者吞咽困难，饮水呛咳，咽反射消失，MRI 提示考虑延髓左侧小缺血变性灶或腔隙性梗死灶，可诊断为延髓麻痹。症状由脑干的舌咽、迷走、舌下神经核受影响所致，该病临床主要表现为口唇、舌肌麻痹，软腭及咽喉部吞咽困难等症状。西医临床多用鼻饲或胃造口成形术来维系患者的生命，久之易出现营养失调、腹胀便秘等副作用，且可能导致咽、喉、腭、舌肌废用性萎缩。

庄教授述本病属于中医学"喑痱""风喑""类噎膈"范畴，也可见于"中风"。中医认为本病病机多为风、火、痰、瘀阻滞脑络舌窍，病位在脑，伤及心、脾、肝、肾。

本例患者舌脉表明，卒中后体内痰热互结，滞于经络，经气无法充达咽喉部，致使吞咽困难，长期鼻饲而无法正常饮食致患者心情抑郁。针对上述状态，庄教授在治疗时突出"神"的主导地位，选用"调神针法"中的主要穴组——四神针，针尖朝向百会，取"聚神"之意。四神针位于头部百会穴前后左右各 1.5 寸，百会为诸阳之会，督一身阳气，通过针刺其周围能改善头部经脉气血，继而统调全身气血，阴阳平衡，心神得安。研究证实，四神针较四神聪在脑部的投影区更大，可扩大对脑部的刺激作用，增强疗效。卒中后抑郁状态属中医学"郁证"范畴，因脑神失养，神失所藏，故当从神论治。

临床治疗中，庄教授多选舌三针、承浆穴、通里穴、太溪穴治疗卒中后吞咽障碍。舌三针为"靳三针"中的组穴，以拇指第 1、2 指骨间横纹平贴于下颌前缘，拇指尖处为第一针（当上廉泉穴），其左右各旁开 1 寸处为第二、第三针，为左右廉泉穴。舌三针对各种病因引起的语言障碍均有良好的效果。《灵枢》曰："喉咙者，气之所以上下者也。会厌者，音声之户也。"舌三针是位于舌底部的 3 个穴位，近廉泉，处于舌根部，任脉经气之所发，阴维脉交会之处，三穴邻近，加强了局部协同作用。

承浆穴为任脉与足阳明胃经交会穴，《针灸大成》记载其"主偏风，半身不遂，口眼㖞斜，面肿消渴，口齿疳蚀生疮，暴喑不能言。"

太溪穴为肾经原穴，是肾经原气经过和留止之处，肾生髓，脑为髓海、元神之府，故本穴有健脑补肾、安神益智之效。肾经上达舌本、喉咙，针太溪则窍得其养，机窍灵活，使发音、吞咽功能正常。

通里穴是手少阴脉气别通为络居处，故曰通里也。《马丹阳天星十二穴治杂病歌》记载："通里腕侧后，去腕一寸中。欲言声不出……暴喑面无容，毫针微微刺，方信有神功。"言为心声，舌为心窍，心经受邪，心神失治则言语不利。取通里以治之，和太溪相配，通调心肾之气。现代研究表明，电针右侧通里穴能明显激活双侧语言相关脑区，如 Broca's 镜像区（右侧 BA45 区）和边缘系统（扣带回、海马）等，这可能是电针通里穴在临床应用上起效的作用机制。

导气同精法源于《灵枢·五乱》中"徐入徐出，谓之导气，补泻无形，谓之同精，是非有余不足也，乱气之相逆也……命曰治乱也"，目的是使营卫气血流行正常。其具体操作是候气于卫部，得气后，徐入徐出，使气循经并直达病所。其要点是缓慢入针，缓慢出针以导其气，不补不泻与身体自然的营卫相同称为同精，治疗标准以不寒不热、非补非泻为度。

导气同精法用于经脉气血逆乱、无明显虚实偏向的病证，本例患者舌苔黄腻，痰浊互扰，卒中后情志抑郁，阴阳气乱，气血交相乱于舌窍，因此在通里、太溪穴运用导气同精法，治舌下气血之乱。

（卢玮婧）

七、耳鸣耳聋案

案一：耳鸣耳聋

李某，女，70岁，2019年11月20日就诊。

主诉： 右耳鸣伴听力下降5月余。

初诊： 患者于5个月前出现右侧颞部疼痛，耳鸣，头晕，无恶心、呕吐，耳鸣与体位变化无关。遂至某院住院治疗，查头颅MRI及MRA示：①右侧基底节区小软化灶。②脑动脉硬化。予对症治疗后耳鸣症状未见明显好转，后至某院就诊，诊断为"右侧突发性耳聋（右侧中度感音神经性耳聋）、风湿性心脏病"，对症治疗后未见明显好转。

时症： 右耳耳鸣，呈持续性高调声，情绪激动时加重，恶嘈杂声响，无头晕、头痛，无胸闷气促，纳一般，眠差，二便调。舌红，苔薄黄，脉弦数。

诊断： 暴聋（肝阳上亢证）。缘患者为老年女性，阴气不足，不能潜降肝阳，致肝阳浮越，上犯清窍，肝火烁灼津液，伤阴竭精，清窍不通，以致耳窍失养，发为耳聋。

治法： 平肝潜阳，清热泻火。

处方： ①电针：晕听区、听会、风池。②留针：外关、中渚。外关、中渚进针得气后予泻法，余穴位用导气同精法行针后加电，以平肝潜阳、清热泻火。③中药：柴胡15g，黄芩10g，钩藤15g，草决明15g，菊花15g，法半夏15g，大枣15g，龙骨30g（先煎），牡蛎30g（先煎），炙甘草 5g。

2019 年 11 月 25 日二诊：诉耳鸣有好转，守上方继续治疗。

2019 年 12 月 2 日三诊：诉耳鸣仍时有发作，在嘈杂的地方耳鸣加重。中药守前方，针刺加调神针法（四神针、神庭）。

按语： 突发感音神经性听力下降属中医学"暴聋"范畴，与肝、胆、脾、肾有关，是以突发听力下降为主要临床表现的一种病症，其临床诊断要点是感音神经性的、发生在 72 小时内至少连续 3 个频率的听力下降30dB 以上。值得注意的是，突发感音神经性听力下降的患者通常伴有耳鸣和眩晕，其中持续耳鸣会影响患者的日常生活。因此临床中很多患者以耳鸣为主诉来就诊，往往忽视了其听力下降的严重程度。

该患者耳鸣耳聋 5 个多月，根据其症状和舌脉可辨为肝阳上亢证，《灵枢·决气》云："精脱者，耳聋……液脱者，耳数鸣。"肝经之火循经上扰，灼烧津液，以致耳窍失养，发为耳聋。《素问·阴阳应象大论》载："年四十，而阴气自半也。"该患者年届七十，为老年女性，阴气素亏，无法潜降肝阳，制约无权，肝阳浮越，上犯清窍，火劫津液，伤阴竭精，致精脱、津脱。津能载气，津不足则气不足，经气不通。两因相和，耳窍失于濡养，发为耳鸣耳聋。

庄教授针刺治疗突发感音神经性听力下降时，以手少阳三焦经及足少阳胆经经穴为主，《灵枢·经脉》说："三焦手少阳之脉……是动则病耳聋。"《灵枢·杂病》说："聋而不痛者，取足少阳。"故本病针刺时取穴以手足少阳经经穴为主。其中，听会为治疗耳聋耳鸣要穴，《百症赋》说："耳中蝉噪有声，听会堪攻。"《针经指南》也说："耳闭须听会而治也。"庄教授指出，听会需要深刺才能取得更好的疗效。操作方法：选用 1.5 寸针，张口取穴，针尖方向朝向外耳道，与皮肤呈 5°～ 15°夹角，缓慢进针约 1.4

寸，针刺完毕后嘱患者缓慢闭口。外关为三焦经络穴，是络脉在三焦经别出的部位，可沟通表里经脉，三焦经经别循行经过耳，刺之可治疗耳部疾病。中渚为手少阳三焦经的输穴，"所注为输"，故中渚为手少阳经经气输注的部位，经气渗灌于此，刺之可调动手少阳经经气，使其如海水分流至支江，将经气推行至耳脉，疏通耳窍。风池为疏风清热、平肝潜阳要穴。晕听区为大脑听觉中枢的投射区。晕听区虽然不是足少阳胆经的经穴，但根据其定位可知其位于足少阳胆经的循行路线上，刺中病变经脉亦能调动经气以使气至病所，气到病除。根据患者所诉在嘈杂处耳鸣症状加重的情况，针刺加上调神针法以镇静安神，缓解患者的紧张情绪。局部取穴与远道取穴结合，疗效更好。

张景岳在《景岳全书》中提道："暴聋者多易治，久聋者最难为力也。"庄教授认为，针刺治疗突发性耳聋的疗效确切，效果显著，尤以早期治疗为佳；"经脉所过，主治所及"，耳病重取少阳经，近治以深刺听会穴为重，远治取外关、中渚，疏通少阳经气，散少阳经之瘀滞；同时配合晕听区，加强疗效。

突发感音性听力下降会致患者与人沟通能力下降，突然的日常生活影响可能导致其情志出现问题，又反过来加重病情。故遇有情志问题的患者，庄教授在临床上加减运用其调神针法，在改善患者听力水平的同时，减轻患者痛苦，提高生活质量，最大限度地令患者受益。突发耳鸣或听力下降无须过于担心与焦虑，及时就医，首先排除传导性耳聋，并在症状发生后尽快（14天内）进行电测听检查，以确诊是否为感音神经性听力下降，再对症治疗，以早日康复。

（刘鑫）

庄礼兴针灸特色学术经验

案二：耳聋

患者，男性，53岁，2017年8月7日就诊。

主诉：双耳听力下降5年余。

初诊：患者5年前无明显诱因出现双耳听力下降，左耳为甚，曾于某医院耳鼻喉科住院治疗，纯音听阈测试提示双耳气导及骨导听力均下降，诊断为感音神经性耳聋，予改善微循环、营养神经等对症治疗，未见明显好转。近5年期间曾于门诊行针灸治疗，但听力改善不明显，遂来诊。

时症：患者神清，精神一般，双耳听力下降，左耳为甚，诉自觉耳内间有水泡声，无头晕头痛等不适，睡眠一般。舌质淡红，苔薄黄，脉弦。

诊断：耳聋（肝火上扰证）。

治法：疏利三焦，清肝泻火。

处方：①电针：听会（双）、晕听区（双）、翳风（双）。②留针：外关（左）、中渚（左）、太冲（双）。③耳穴压豆：内耳、肝、肾、内分泌、缘中。

听会、翳风、晕听区加电针连续波，强度以患者舒适耐受为度，留针30分钟，外关、中渚、太冲以提插泻法，每隔10分钟动留针1次。隔日针灸1次，2周为1个疗程。

按语：感音神经性耳聋是以单侧或双侧耳部不同程度的渐进性听力减退，直至耳聋为主要表现的耳鼻咽喉科常见疾病，也是疑难类疾病。常伴有耳鸣、耳内闷塞感，约半数病人伴有眩晕、恶心及呕吐症状。《针灸大成·席弘赋》曰："耳聋气痞，听会针。"《灵枢·经脉》有言："胆足少阳之脉，起于目锐眦，上抵头角……下耳后…… 从耳后入耳中，出走耳前。"听会穴位于耳屏间切迹的前方，下颌骨髁状突的后缘，系足少阳胆经脉气"出走耳前"之处，庄教授治疗感音神经性耳聋，首先强调要深刺听会穴以清宣耳窍、开通气闭。从解剖上看，听会穴处布有耳颞神经、耳大神经，而耳颞神经是三叉神经的下颌支分支，同时在鼓膜处亦有分布，因此刺激该神经既可通过三叉神经激活听觉传导通路，亦可改善鼓膜功能。听会穴深层为颞浅动、静脉和面神经丛，颞浅动脉系耳廓的主要供血动脉，其微循环障碍与耳聋的发生密切相关。研究表明，针刺听会穴可以调节耳穴区血流变化，改善局部组织细胞缺血缺氧状态，促进听觉神经修复和再生。《灵枢·九针十二原》云："刺之要，气至而有效。"可见深刺可加强针感，使气至病所，疗效倍增。即《灵枢·终始》"久病者，邪气入深，刺此病者，深内而久留之"之意。

感音神经性耳聋为临床疑难病症，病程较长，病情复杂，因此庄礼兴教授在治疗该病时，强调应深刺听会穴，引经气入耳，以疏利经气、引邪气散出，以达到祛病除痼的效果。庄教授在针刺听会穴时先嘱患者张口，用 0.30mm×40mm 针直刺 10mm 后，针尖朝耳道方向再缓慢刺入，进针深度为 35～38mm，进针后静气守神或稍加捻转以得气，针感可放射至耳底，可在针刺后接电针治疗仪，予连续波刺激提高针刺效果。

《景岳全书·耳证》曰："耳聋证，总因气闭耳不通。"《吕氏春秋》亦有记载："郁耳则为搞为聋。"庄教授认为，感音神经性耳聋的发生与气机不畅、气郁闭耳密切相关，而神经性耳聋的患者常伴有精神紧张、情志不畅，往往会进一步加重病情，使本病更加缠绵难愈。

《灵枢·经脉》曰"三焦手少阳之脉……循属三焦；其支者，从膻中上出缺盆，上项，系耳后，直上出耳上角……其支者从耳后入耳中，出走耳前……是动则病耳聋浑浑焞焞……耳后、肩、臑、肘、臂外皆痛"，说明三焦经与耳部关系密切。另外，三焦为"原气之别使"，全身之气的正常运行离不开三焦的调节。因而庄教授擅于选取三焦经的穴位，如外关、

庄礼兴针灸特色学术经验

中渚、翳风以调畅气机、宣通耳络。

感音神经性耳聋为临床难治病症，其发病机制尚不明确，西医目前尚无特效疗法，多以对症治疗为主，疗效欠佳。庄教授在多年临床工作中发现，本病病因复杂，病症多变，治疗上不可拘泥于补益肾气、填补肾精。他认为得气是针灸治疗有效的关键因素，强调针刺手法的灵活运用，深刺听会穴可加强针感，气至而效速，且听会穴解剖部位相对安全，疗效确切。

案三：耳鸣

陈某，男，51岁。

主诉： 2011年8月20日患者不慎摔倒，后仰摔倒于硬地板上，自诉当时有10余分钟意识丧失，清醒后无任何不适，故未行处理。2011年9月7日患者于本院行头颅CT及耳颞骨CT示：脑CT平扫未见异常，左侧乳突骨折并左鼓室及乳突出血，于耳鼻喉科就诊后建议保守治疗，未见明显好转，遂到针灸科行针灸治疗。

时症： 左侧持续性耳鸣，并伴有嗅觉减退，舌暗红有瘀点，苔薄黄，脉弦滑。

诊断： 耳鸣（气滞血瘀、肝火上扰证）。

处方： ①电针：晕听区、听会、风池、鼻通（均左），选用连续波，治疗30分钟，隔日治疗1次。②留针：外关、后溪（均左）。

治疗2次后患者诉症状好转一半，治疗5次基本痊愈。

按： 患者因外伤引起经脉瘀滞，耳窍脉络痹阻，加之情志不畅，郁而化火，气滞血瘀、肝火上扰共同发为耳鸣。晕听区为当代针灸家焦顺发教授经验总结，位于头颞部，头为诸阳之会，手足阳经皆会于此，颞部为肝经表里经——足少阳胆经循行分布之处，针刺晕听区可疏通经络气血而平肝息风，清肝胆之火而起宁神作用。听会，听指听觉、听力，会指都会、聚会，为胆经穴位，胆经"从耳后入耳中，出走耳前，至目锐眦后"，具有治疗局部病症的作用，《医宗金鉴》有听会"主治耳鸣耳聋"的记载。外关为手少阳三焦经络穴，三焦经"从耳后入耳中，出走耳前，过客主人……"，支络耳部，络穴有主治络脉及本经病证的作用，且《灵枢·经脉》关于手少阳三焦经有"是动则病耳聋浑浑焞焞，嗌肿喉痹"的记载。后溪为手太阳小肠经输穴，小肠经"却入耳中""是主液所生病者，耳聋目黄颊肿……"各穴相配，疗效显著。

（罗慧艺）

庄礼兴针灸特色学术经验

八、多寐案（发作性睡病）

袁某，男，16 岁，2019 年 7 月 5 日就诊。

主诉：日间过度睡眠 10 年余。

初诊：患者六七岁时始出现上课时难以控制的睡眠发作，当时未引起重视，症状反复发作，3 ～ 4 次 / 日，常有头晕、困倦等先兆，周围环境安静时更易入睡，强行刺激仍难以保持清醒，每次睡眠时间约 15 分钟，可自行苏醒，醒后自觉精神恢复；严重时可在行走时陷入睡眠，但可保持直线行走约 5 分钟，无跌仆。6 年前患者某次睡醒后自觉无法说话或动作，持续时间约 2 分钟，可自行恢复，亦可经他人轻触后恢复。偶出现无意识行为，如突然说一段无内涵的话，或在做作业时突然写一段无意义的文字，事后对此并无记忆。大笑可引起浑身无力，不能动弹，未致跌仆，情绪平复后症状可自行缓解，发作时意识清楚。多年来上述症状反复发作，随年龄增长，嗜睡频率较初发病时稍缓解，2 ～ 3 次 / 日。辅助检查：2019 年 7 月 5 日脑电图示轻度异常脑电图。Epworth 嗜睡量表 19 分。

时症：神清，精神一般，每日均出现 2 ～ 3 次不自主入睡症状，无抽搐，无口吐白沫，可自行苏醒，醒后精神佳，纳可，眠差，多梦。舌淡，苔白，脉沉细。

诊断：多寐（脾虚湿困证）。缘患者后天脾失健运，清气不升，浊阴不降，上蒙清窍，则脑髓失用，发为嗜睡；水停中焦，脾阳被遏，又可进一步使脾脏亏虚，二者互为因果。

治法：醒脑开窍，健脾化湿。

处方：①针刺：主穴取四神针、神庭、印堂、素髎；配穴取内关、三阴交。②中药：党参 15g，云苓 15g，白术 15g，炙甘草 5g，石菖蒲 10g，郁金 15g，薄荷 5g（后下），柴胡 10g，黄芪 15g。共 7 剂，日 1 剂，水煎服，分 2 次温服。③耳针：取皮质下、脾、肾、交感，两耳交替进行。

2019 年 7 月 17 日二诊：患者自觉白天精神较前明显好转，夜寐佳，每日发作次数未见明显减少。维持原治疗方案。

2019 年 7 月 24 日三诊：患者自觉精神可，发作次数未见明显减少，予继续针灸。中药原方基础上每剂加麝香 0.2g。具体方药如下：党参 15g，云苓 15g，白术 15g，炙甘草 5g，石菖蒲 10g，郁金 15g，薄荷 5g（后下），柴胡 10g，黄芪 15g，麝香 0.2g（冲服）。共 7 剂，日 1 剂，水煎，分 2 次温服。

2019 年 8 月 2 日四诊：患者诉白天嗜睡发作次数较前明显减少，约 1 次/日，中午小憩后可改善精神，未见嗜睡发作。继续维持三诊治疗方案。

2019 年 8 月 5 日末次复诊：患者诉精神状况及日间嗜睡发作次数较治疗前明显好转，Epworth 嗜睡量表 13 分。后患者因出国继续学业停止治疗，予三诊中药 7 剂携回调理，嘱其平日注意休息，避免劳累，避免单独参与危险的活动，不适随诊。

3 个月后电话随访，患者病情稳定，精神可，日间发作次数约 1 次，午睡后可保持清醒。

按语："发作性睡病"根据症状表现属于中医学"多寐"，常伴"郁证"。"多寐"的病位在脑，与心、脾关系密切。脑为髓海，为神明所聚之处，人的意识与思维活动由脑主导。庄教授指出，脑生理功能的正常发挥，依靠脾胃化生气血之濡养、心血之灌注、肾精之化生、肝胆之疏泄、肺气之温煦，其中尤与心脾相关。脾为先天之本，为气血化生之源，脾运化得利则气血充足，脑髓得养，痰湿不生；脾运化失常则痰湿内生，中医有"脾困则人困"之说法；脾失健运，清气不升，浊阴不降，上蒙清窍，则脑髓失用，发为嗜睡；水停中焦，脾阳被遏，又可进一步使脾脏亏虚，二者互为因果，往往会加重病情。此外，多寐尚与心神受扰密切相关。患者长期困倦嗜睡，年幼者常被误解为懒惰，影响自信心；年长者影响工作学习，社交能力减退，甚至难以维持正常生计，长此以往，必然产生情感障碍。神机受损，加之忧思难解，脾气受损，水谷精微难以化生，后天之精无以充养，心血不足，神机不用，发为郁证。多寐与郁证共同病位在心，多寐心神受扰而致郁，气机郁结而加重多寐。心主神明，为五脏六腑之大主，若心神不定则五脏六腑之气无所统帅，不仅疾病缠绵难愈，甚则波及其他脏腑，发为他病。因此，在治疗时应标本兼治，醒脑开窍，健脾化湿，辅之以养血气，安心神。

针灸治疗上，患者以嗜睡为主诉，庄教授首先取头部诸穴以通督醒神。四神针处于人体的颠顶，是阳气汇聚旺盛处，阳气升发之处是神明之所在，而人体神志活动当属阳的功能，因此刺激此处通调阳气以醒神，首取四穴，其调神醒神之力优于单取百会穴。方向上，当针尖向外，背离百会穴，取其散神、开窍之意，同时行泻法。神庭穴为督脉穴位，为"靳三针"之"智三针"组穴之一。《针灸穴名解》中记载："神庭，居住为庭。考脑为元神之府，穴当天庭之上，为神的居处，主治烦闷恍惚，癫狂风痫诸疾。"取之可平调经脉气血，开窍醒神，常与四神针合用，取其协同之功。印堂穴位于督脉之上，位于大脑额叶头皮投影处。西医学认为，大脑额叶主要与情感、智力相关，故其能部分调整人的情感，控制情绪，从而达到定神的目的。素髎穴亦为督脉要穴，位于鼻尖，神经末梢丰富而痛觉敏感，庄教授认为素髎穴本性以泄为主，有很强的祛邪走气、开窍醒神作用。心包为心之外包，代心受邪，因此心神受扰时，必取心经与心包经相络之穴，即内关以养心安神。三阴交属足太阴脾经，为肝、脾、肾三经之交会穴，取之则脾气健、肝气调、肾精足、气血旺，五脏六腑皆有所养。久病之人，尤其是情志病患者，脑髓亏虚，心神失养，气血足则能脑髓能充，心神得养。

中药方面，庄教授以"健脾化湿，醒脑开窍"为法，健脾化湿为本，醒脑开窍为标，标本同治。脾气虚则湿浊生，湿浊生易致精神疲怠、头晕困倦，方中予党参、白术、云苓、炙甘草、北芪，即四君子汤加北芪，功在补气健脾燥湿，脾气健运则湿浊自除。石菖蒲开窍豁痰，醒神益智；郁金行气解郁，清利心火；薄荷性芳香，予少量，意在清利头目，配合柴胡则疏肝理气。四药相合，则气郁解，心神开，头目清。麝香乃属动物药材，辛香走窜之力甚猛，取其开窍醒神之功，有立竿见影之效。在临床上，麝香因其辛温香窜，且入心经血分，常用于复方开窍醒神，如安宫牛黄丸、至宝丹、紫雪丹等。

庄教授表示，目前发作性睡病病因未明，可能持续终生，尚无根治方法，西医多以对症治疗为主，副作用大。针灸治疗具有疗效显著、经济安全、无毒副作用等优点，易于被患者接受，临床上应根据患者情况配合中药、耳穴等方法以提高疗效。此外，使患者及家属增进对病情的了解是提高生活质量、保障日常安全的必要举措。

（王日欣，谢晓燕）

庄礼兴针灸特色学术经验

九、不安腿综合征案

关某，男，58岁，2019年11月15日就诊。

主诉： 反复双下肢抽动10年余。

初诊： 患者自2009年起，常于夜间休息时自觉双下肢肌肉抽动，伴酸麻感，活动下肢可使不适感减轻，严重影响夜间睡眠，多次理疗后症状未见明显改善，遂寻求针灸治疗。

时症： 患者精神较差，诉夜间双下肢深部肌肉有抽动感，需辗转3～4小时方能入睡，易醒，醒后疲倦，偶有头晕、欲呕，平素纳差，小便多，大便调。舌质红，苔黄腻，脉弦。

诊断： 不安腿综合征（湿热证）。缘患者为老年男性，年过四十而阴气自半，肝木失养，致肝风内动，故下肢时有抽动感，加之长期睡眠质量不佳，阴血暗耗，使症状逐渐加重。患者平素纳差，脾胃运化不佳，导致痰湿内生，痰蒙清窍则眩晕，胃失和降则欲呕。痰湿蕴久化热，痰火扰心则眠差易醒，舌脉皆有湿热之征象。

治法： 平肝息风，清热祛湿。

处方： ①电针：舞蹈震颤控制区（双侧）、四神针、神庭、印堂。上述穴位进针得气后行导气同精法，并加以电针，选择疏密波，留针时间为30分钟。②留针：合谷、太冲、申脉、照海。进针得气后，合谷、太冲、申脉行泻法，照海行补法。③耳针：心、肝、神门、交感、缘中、皮质下。

经针灸治疗2次，患者双下肢不适症状较前好转，2019年11月20

日复诊时加予中药治疗。处方：法半夏 15g，白术 15g，天麻 15g，钩藤 15g，竹茹 10g，陈皮 10g，茯苓 15g，麸炒枳壳 15g，龙骨 30g（先煎），牡蛎 30g（先煎），炙甘草 5g。共 7 剂，日 1 剂，水煎至 200mL，饭后温服。

按语： 不安腿综合征是一种主要累及下肢的神经系统感觉运动障碍性疾病。其诊断标准：患者有双下肢不适感及活动双下肢的强烈欲望，症状在休息及不活动时出现或加重，在走路、拉伸等活动过程中可得到部分或完全缓解；症状在夜间加重，也可仅出现于夜间；不能单纯由肌痛、关节炎、下肢痉挛、体位不适、习惯性拍足等疾病或现象来解释。临床上，由于这种下肢不适感会对患者的睡眠质量产生较大影响，患者常以睡眠障碍为主诉就医。

中医对不安腿综合征并无确切命名，但关于其症状的描述散见于诸多古代医学著作中，如明代薛己在《内科摘要》记载的"夜间少寐，足内酸热，若酿久不寐，腿内亦然，且兼腿内筋似有抽缩意，致二腿左右频移，辗转不安，必至倦极方寐"，即与此病高度吻合。

庄教授认为，不安腿综合征虽表现为下肢的不适感及被迫活动，但不可"见腿治腿"。首先，脑为元神之府，主司感觉及运动，本病属于运动障碍性疾病，其病位在脑；其次，长期双下肢不适剥夺了患者的正常睡眠，造成其精神疲倦，情绪焦虑，神机失常，故治疗当以调神为要。督脉入脑，与神志关系密切，可适当多选取督脉上的穴位进行治疗。督脉为阳脉之海，《素问》有云"阳气者，精则养神，柔则养筋"。神庭、印堂皆属督脉，四神针在百会穴四周旁开 1.5 寸，贯督脉及足太阳膀胱经，刺之既可能升阳气、养元神，又可荣养下肢之筋；合谷属多气多血之手阳明经，偏于行气活血，太冲属少气多血之厥阴经，偏于补血调血，二者一气一血，一阴一阳，合称"四关"，具有调节全身气血的功效；申脉、照海属八脉交会穴，分别通阳跷脉与阴跷脉，二脉入里络脑，同主脑中阴阳，司眼睑开阖，取申脉、照海可改善阴阳失衡引起的睡眠障碍。焦氏头针中的舞蹈震颤控制区位于大脑额叶运动中枢前部，主治对侧肢体的不自主运动及震颤，该患者表现为双下肢不适及被迫运动，故选取双侧穴区进行治疗。中药治疗亦当以平肝风、清湿热为法，以半夏白术天麻汤合温胆汤为主方，加龙骨、牡蛎以重镇安神、平肝潜阳。

此外，患者在日常生活中需要自我调护，比如：保持良好心态和正常作息规律，避免白天过度睡眠；晚上睡前不接触如尼古丁、咖啡、浓茶等具有兴奋神经系统功能的物质；进行适度的腿部运动，如散步、慢跑、下蹲及踢腿等；睡前用温水沐足，促进下肢血液循环，都有助于改善患者症状。

（王毓婷）

十、喉喑案

患者，女，29岁，2015年11月25日就诊。

主诉：结节性甲状腺肿次全切除术后1月余，声音嘶哑1周。

初诊：患者于2015年10月21日在全麻下行甲状腺左侧叶切除术，术后患者生命体征平稳，颈部伤口疼痛可忍，饮水稍呛咳，无声音嘶哑，经治疗后患者饮水呛咳好转出院。1周前患者出现声音嘶哑，伴咽喉异物感，遂来就诊。

时症：声音嘶哑，喉部有异物感，切口愈合良好，皮下无积液，局部无红肿，纳眠一般，舌淡暗，苔白，脉弦。

诊断：喉喑（气虚血瘀证）。

治法：补气活血通络，兼调补心肾。

处方：①电针：舌下三针，风池（双），翳风（双）。②留针：通里（左），太溪（左）。

经针刺治疗3次后患者自觉声音嘶哑好转，发音改善明显，咽喉异物感亦减轻。续针1个疗程（3次）后患者痊愈，声音嘶哑消失，发音正常，随访半年未见复发。

按语：声音嘶哑，古称"喑"，最早出自明代王肯堂之《证治准绳》："喑者，邪入阴部也……然有二证：一曰舌喑，乃中风舌不转运之类是也；一曰喉喑，乃劳嗽失音之类是也。盖舌喑但舌本不能转运言语，而喉咽音声则如故也。喉喑但喉中声嘶，而舌本则能转运言语也。"本例甲状腺术后声音嘶哑，患者尚能言语，当属劳嗽失音之类，即"喉喑"。

庄礼兴针灸特色学术经验

"喉喑"二字，《内经》原文虽未直接记载，但却不乏喑病、失音等一类的论述。庄教授认为，甲状腺术后声音嘶哑多为气虚血瘀所致，故针刺治疗当以活血化瘀、通络为法，故局部取穴以"靳三针"之舌下三针为主，取其近治作用，旨在活血散瘀，辅予电针连续波低频率刺激，促进局部气血津液的流通；佐以风池、翳风，导气后，其功在于活血祛风通络。此外，庄教授尚注重辨证论治、循经取穴，因患者既往行甲状腺左侧叶切除术，故远部取穴以左侧之通里、太溪为主。盖《灵枢·经脉》云："手少阴之别，名曰通里，去腕一寸半，别而上行，循经入于心中，系舌本，……虚则不能言。"又言："足少阴之脉……其直者，从肾上贯肝膈，入肺中，循喉咙，夹舌本。"通里，手少阴心经之络穴也；太溪，足少阴肾经之原穴也。取此二穴，平补平泻，补心气益肾精，相辅相成，并治舌喑，共通音声之机。

（杨子宇）

十一、面瘫案

周某，男，47岁，2019年9月23日就诊。

主诉：右侧面部麻痹1天。

初诊：患者今晨刷牙时发现口角歪向左侧，自觉右侧颜面部麻木。

时症：右侧面肌活动受限，右侧额纹消失，不能抬眉，眼睑闭合不全，鼻唇沟变浅，不能示齿，鼓腮漏气。味觉、听觉正常。纳眠可，二便调。舌质淡红，苔白，脉沉。

诊断：面瘫病（气血亏虚证）。缘患者气血亏虚，荣卫失度，腠理空虚，邪气乘虚而入，闭阻面部筋脉，致其失于荣润，发为面瘫病。

治法：补气活血，祛风通络。

处方：①留针：阳白透鱼腰、太阳、迎香、颧髎、口禾髎、牵正、地仓、颊车、夹承浆、中渚（均右侧），合谷（左侧）。得气后不行手法，隔天治疗1次。②耳尖放血，2次/周。③闪罐：隔天治疗1次，疗程7天。

嘱患者注意避风，外出佩戴口罩、帽子。

二诊：2019年9月30日。治疗后患者右眼用力可完全闭合，额纹、示齿等较前改善。

处方：①电针：阳白透鱼腰、太阳、迎香、颧髎、地仓、颊车。采用连续波疏波，电针刺激强度以患者可耐受为度。②留针：口禾髎、牵正、夹承浆、中渚（均右侧），合谷（左侧）。得气后不行手法。③闪罐。④中药：五指毛桃30g，党参30g，茯苓15g，炙甘草5g，赤芍10g，鸡血藤30g，白芍15g，白术15g，当归10g，僵蚕10g。

经过上述治疗两周后，患者双侧颜面外观正常，仅遗留右侧鼓腮漏气，嘱继续口服中药，以巩固疗效。

按语：庄礼兴教授认为，面瘫病针灸治疗应注意分期。急性期（发病1周以内）针刺仅留针，此时邪气盛，采用耳尖放血泄其邪气，活血通络，目前仍普遍认为急性期不使用电针为宜，且不宜在耳后、面部做刺激量较大的治疗，以免加重面神经炎症、水肿的情况；恢复期电针刺激由小逐次增加，辨证使用中药，庄礼兴教授认为，面瘫病病机为本虚标实，进入恢复期，标实已去，主要病机为本虚，治疗在祛风活血通络的基础上适当补益气血，常用岭南道地药材五指毛桃以益气通络、鸡血藤补血活血通络；后遗症期应注意询问患者患侧是否出现面肌痉挛情况，若患侧面肌痉挛应及时停用电针治疗，减少针灸治疗刺激量，宜改为浅刺多针法，配合隔姜灸、皮肤针（交替使用）进行治疗，中药常加重白芍用量、增加地龙以止痉。面瘫病发病后，患者应注意面部、头部、颈部避风、保暖，以防外邪再袭，加重病情；还应饮食清淡，忌生冷寒凉之品，调畅情志，保证充足休息。

（于珺）

十二、痉证案（Meige 综合征）

案一：容某，男，46 岁，2016 年 11 月 4 日就诊。

主诉：双侧眼睑痉挛半年余。

初诊：患者半年前无明显诱因出现双眼睑痉挛性闭合，频率逐渐加快，后发展至双眼睑几乎闭合，坐车、吃饭时症状明显，2016 年 6 月于外院住院诊治，查头颅 CT、MR 未见明显异常，诊断为"Meige 综合征"，予氯硝西泮、盐酸硫必利、氟哌啶醇治疗后症状无明显好转，且逐渐出现行动缓慢。

时症：患者神清，精神一般，双侧眼睑痉挛，基本呈闭合状态，行动缓慢，余无明显不适。查体：神经系统检查未见明显异常。舌体瘦，舌质淡，苔薄白，脉弦细。

诊断：痉证（肝肾亏虚证）。肝肾亏虚，脑髓失养，脑主司元神功能失常，筋脉、肢体失控引起摇动、颤抖，甚则项强痉挛、四肢拘急。

治法：通督调神，息风止颤。

处方：①电针：神庭、印堂、四神针、风池。②留针：合谷、太冲、申脉、照海、三阴交。③耳穴压豆：交感、心、肝、肾、内分泌、缘中。每周治疗 3 次。

治疗 2 周后，患者行动缓慢好转，双眼睑不自主闭合频率较前减少，可见睁眼，但进食时症状仍较明显。继续治疗 4 周后，患者双眼睑不自主闭合症状消失，诉精神紧张时偶有发作，无行动缓慢，后继续治疗 2 周巩固疗效。随访至 2018 年，患者预后良好，无复发。

按语：Meige 综合征属于运动障碍性疾病，是一组以随意运动迟缓、不自主运动、肌张力异常、姿势步态障碍等运动症状为主要表现的神经系统疾病。根据其临床症状在中医学中当属"痉证"范畴。中医学认为本病基本病机为肝风内动，筋脉失养，多因情志失调而加重，治疗以滋补肝肾、益气养血、调补阴阳，兼以息风通络。

庄教授认为本病病位在脑，《锦囊秘录》有"脑为元神之府，主持五神，以调节脏腑、阴阳、四肢百骸之用"的记载，脑主司元神，功能正常则人体气血阴阳调和，四肢百骸、筋脉骨髓得以发挥正常功能。年老体衰、先天发育不良或药物、感染等因素致脑髓失养，筋脉、肢体失控引起头部或项强痉挛、四肢拘急。本病病情复杂，病程迁延，并且极易影响患者情绪，进而导致焦虑、抑郁等精神状态。故庄教授将其归属为神志病进行治疗。

"督脉，其循行入脑上颠"，督脉与脑密切相关，该病与督脉有关。《灵枢·经脉》说："督脉之别，名曰长强……实则脊强，虚则头重，高摇之。"故庄教授治疗以通督调神为法，以督脉穴位和头部穴位为主穴，兼以调理气机、息风解痉。

临床治疗中，庄教授常取神庭、印堂、四神针、合谷、太冲、风池穴。神庭位于额前部发际正中直上 0.5 寸，具有镇静安神作用，常用于治疗神志病。印堂穴为督脉穴位，在额部两眉头之间，具有宁神安脑之功。四神针位于头部百会穴前后左右各 1.5 寸，能改善头部经脉气血，从而统调全身气血，振奋阳气，使阴阳平衡，神明得安。庄教授针刺时常将针尖内收，朝向百会穴，以达收聚元神之意。以上穴位同取，共奏通调督脉、宁神安脑之功。合谷、太冲名曰"四关"，分别为手阳明大肠经和足厥阴肝经原穴，一阴一阳，共用可调理一身气机，从而调节脏腑，平衡阴阳，气运神和。风池穴为风邪容易入侵之处，是内外之风的祛风要穴，故取之以息风解痉。除调神主穴外，庄教授常根据其临床症状配以局部穴位，以加强改善局部不自主运动症状。如 Meige 综合征眼睑痉挛型，表现为双眼瞬目频繁，不自主眼睑闭合，加申脉、照海可改善眼睑开闭症状；口、下颌肌不自主运动者，加人中、夹承浆可醒脑定痉；痉挛性斜颈者，加百劳、颈部阿是穴可放松局部肌肉痉挛，柔筋缓急。

运动障碍性疾病为临床难治病，西药治疗副作用多、疗效不稳定，而手术治疗费用昂贵。运用调神针法治疗该病，通督调神，配合气机调理及局部柔筋缓急，使整体气血阴阳趋于平和，四肢百骸、筋脉骨髓得以正常活动，疗效明显，可减少西药的使用，在有效控制病情的同时，减少不良反应。

（张莞岚）

案二：患者张某，男，48 岁，2016 年 11 月 4 日就诊。

主诉：双侧上眼睑痉挛性收缩半年。

初诊：患者半年前无明显诱因出现双侧上眼睑痉挛性收缩。久坐时症状较明显，活动后症状减轻。2016 年 6 月于某医院诊断为 Meige 综合征，予氯硝西泮、盐酸硫必利片治疗。患者规律服药，症状未见明显缓解。

时症：神清，精神可，面色萎黄，上眼睑时有痉挛性收缩，注意力集中时症状尤甚，无其他不适。舌质嫩红，苔薄白，脉细弱。

诊断：痉证（肝肾阴虚证）。

治法：滋补肝肾，调神醒脑。

处方：①针刺：四神针、神庭、印堂、风池，施平补平泻手法；合谷、太冲穴，行捻转泻法；三阴交穴行提插补法；申脉、照海，平补平泻。穴位得气以酸胀为度，四神针针尖方向均指向百会穴。每次留针30分钟，每周3次。②耳穴压豆：交感、肝、心、肾、内分泌、缘中，隔3天更换一次。7次为1个疗程，共2个疗程。

1个疗程后，患者双眼睑痉挛症状明显减轻。完成2个疗程后，患者眼睛睁闭自如，诸症均除。半个月后复诊，未复发。

按语：中医学认为此病属于"痉证"范畴，究其病因的根本是肝肾阴虚，水不涵木，而致虚风内动。肝主筋，阴液枯竭，则筋脉不能得到濡养。最终导致筋脉拘急而发病。因此本病应以补肝肾、调神息风为治法。

"调神针法"治疗该病以四神针、百会、神庭、印堂、神门、合谷、太冲等为主穴。针刺此类与情志、神志有关的穴位可达到调神的目的，同时调神可以疏肝气、补脾气、和气血。上述穴位均位于头部，并多在督脉上或邻近督脉。中医学认为，"颠顶之上，唯风可到"，百会又位于人体最高点，故取百会与四神针，可息肝风。《难经·二十八难》说："督脉者……入属于脑。"故应用督脉上的穴位，可以起到改善局部血运、刺激大脑皮层、抑制大脑异常放电的作用。在针刺头部时，可以刺激帽状腱膜，舒缓头部肌群的紧张，从而达到放松精神的目的，让患者的不良情志得到舒缓。在调神针法中，还加了有平肝息风止痉作用的四关穴——合谷、太冲。《玉龙歌》云："头面总有诸样疾，一针合谷效如神。"《针灸大成》中更是总结说："四关者，五脏有六腑，六腑有十二原，出于四关，太冲、合谷是也……主八风之邪，令人寒热疼痛……"这说明所有与风邪相关的疾病，均可配合使用四关穴。二穴相配，则阴阳经相配，上下穴相配，阴阳调和，脏腑并重，气血双补，升降共行，通关开窍，镇静解痉，疏风理血，共奏气血、阴阳、脏腑同调之功。为了加强疏风的作用，根据病情还加用风池穴以祛风止痉，足三阴经气血交会之穴——三阴交以调整肝脾肾；而申脉、照海为阴跷脉与阳跷脉的八脉交会穴，阴跷脉、阳跷脉止于内外眦，以眼睑瞤动、痉挛为主症的患者，可加入此二穴。

庄礼兴教授认为，本病最根本应责之于肝，情志不遂，而肝失条达，导致神经－内分泌系统出现紊乱，进而出现眼睑瞤动、痉挛的表现，所以情志因素是本病最主要的诱因。庄教授在运用"调神针法"治疗Meige综合征的过程中，从神志角度出发调节机体功能，并以安神定痉、柔筋通络为法，选取以督脉为主的穴位，立足"督脉入络脑"（《素问·骨空论》）、"脑为元神之府"（明·李时珍）的理论依据，突出调神治疗本病的主要地位。

（韩煜）

庄礼兴针灸特色学术经验

十三、瘟病案（病毒性脑膜炎）

王某，男，42岁，2019年10月25日就诊。

主诉： 右侧头面部麻木伴视物模糊3个月余。

初诊： 患者7月中旬前往柬埔寨出差，7月22日出现右侧面部肿胀、疼痛、张口困难，2天后患者自觉头晕眼花，并于右耳内发现疱疹，当地诊所按感冒处理，予抗生素（具体不详）等药物口服治疗，1周后未见好转，且出现口角歪斜、右眼闭合不全、鼓腮漏气、视物模糊等症状，遂于8月初回国，至湖北某医院住院治疗，症见右侧口眼歪斜，鼓腮漏气，漱口漏水，双眼视物模糊，无重影，行走欠稳，偶有头部疼痛，无肢体麻木乏力等。查体：眼球各方向运动自如，双眼向左侧凝视时可见水平粗大眼震。右侧额纹变浅，不能皱眉，眼睑闭合不全，右侧鼻唇沟消失，右侧口角下垂且向左歪斜，不能鼓腮、吹口哨，示齿不全，右耳后无压痛、无红肿，外耳道无分泌物流出，右外耳可见少许疱疹结痂。2019年8月12日脑脊液生化：总蛋白959mg/L，白蛋白708mg/L。脑脊液免疫全套：脑脊液IgG 96.2mg/L，脑脊液IgA 20.0mg/L。8月13日脑脊液白蛋白761mg/L，白蛋白熵值17.3，脑脊液IgG 108.0mg/L；脑脊液常规、一般细菌涂片、墨汁染色、结核菌涂片、免疫固定电泳（脑脊液）检查均未见明显异常。8月14日颅脑MRI平扫+增强未见明显异常。8月21日头颈部CTA血管成像：右侧胚胎型大脑后动脉，右侧大脑前动脉纤细，多为发育变异。诊断为"①病毒性脑膜炎；②面神经炎；③带状疱疹病毒感染；④右侧胚胎型大脑后动脉"。西医治疗予抗病毒、甲泼尼龙抗炎，配合护胃、补钙、补钾，营养神经等药物口服。中医予面瘫针灸处方及中药内服。症状好转后出院，定期门诊复诊。

时症： 患者神清，自觉右侧头面部麻木，转头时加重，时有右耳瘙痒感，夜间为甚，视物模糊，行走尚稳，无头晕头痛、恶寒发热、胸闷心慌等不适，纳眠尚可，二便调，舌红，苔薄黄，脉弦细。

诊断： ①瘟病（气虚痰阻证）；②痄腮（邪犯少阳证）。

治法： 化痰通络，和解少阳。

处方： ①电针：四神针、风池（双）、晕听区（双）。②留针：合谷（双）。③耳尖放血。④皮肤针轻叩头皮部。⑤中药：柴胡15g，黄芩10g，法半夏15g，薄荷5g（后下），甘草5g，大枣15g，石菖蒲10g，生姜2片，川芎10g，牡丹皮10g，草决明15g。日1剂，水煎服至150mL，早晚分服。

按语： 中医学认为本病的病因在于温热毒邪外犯体表，循卫气营血而逐渐内陷，损及心肝肾，上攻清窍，发为此病。病久瘀滞经络，不通则痛。邪毒郁久化热，形成痰热毒邪，邪毒炽盛，耗液伤津，炼液成痰，阴不制阳，蒙蔽清窍。本病以虚实夹杂为主。针刺可以疏通经络，调和气血。

庄教授长期临证经验发现，躯体症状与心理症状常相伴出现，互相影响。本例患者因面部麻木、视物模糊等症状严重影响日常生活质量，患者的心理状态亦受之影响。通过针灸"调神"可调摄整体气机，使脏腑阴阳平衡，神机畅达。

脑为元神之府，选用靳三针穴组"四神针"，位于百会前后左右各旁开1.5寸，针刺时选用1.5寸针灸针平刺，四针针尖方向朝向百会穴向内，共奏安神定志之效；并可通过针刺头部经穴舒缓头部肌群，放松精神。四

庄礼兴针灸特色学术经验

穴皆位于督脉及膀胱经上，处于人身颠顶，为阳气汇聚之处，首刺之可通调督脉、膀胱经之阳气以调节脑府经气，振奋精神，使脑络畅通，脑髓充盈，则元神得养。"风为阳邪，其性轻扬，颠顶之上，唯风可到"，取祛风要穴风池穴，可息风通络。晕听区为局部取穴，可引导经气直达病所，改善耳部闷塞不适；根据"面口合谷收"理论，取合谷留针。

"太阳在表，敷畅阳气，谓之开；阳明在里，受纳阳气，谓之阖；少阳在表里之间，转斡阳气，犹枢轴焉，故谓之枢。"小柴胡汤主"往来寒热"。其"往来"不仅指疾病呈迁延性，病程呈慢性化，也指有节律性，或日节律，或周节律，或月节律，或时发时止，不可捉摸。该患者病程已久，但症状反复出现，当以化痰通络，和解少阳为主，方选小柴胡汤加减。方中去人参，加入薄荷清利头目、疏风通络；川芎善于上行走窜，搜风通络止痛，可行气补血，治头脑诸疾；石菖蒲芳香开窍，亦可安神；草决明清肝明目，牡丹皮活血化瘀。

结合患者病史及舌脉特点，目前当以清为主，切忌过早补益。可采取耳尖放血清热泻火、疏风通络，皮肤针叩打头面麻木区域，通过孙脉—络脉—经脉而作用于脏腑，以调整脏腑虚实、调和气血、通经活络、平调阴阳，达到治病目的。

该病例亦提醒我们，临床上如遇呼吸道感染、消化道感染、口周疱疹、面神经炎、鼻窦炎、牙龈炎或腮腺炎等症状者，千万不可大意，当心继发急性脑膜脑炎（多于发病前 1～2 周可见前驱症状），以免延误治疗。

（张琴）

十四、喑痱案

周某，男，66 岁，2019 年 10 月 11 日就诊。

主诉： 言语不清 4 月余。

初诊： 4 个多月前家属发现其言语不清，遂至当地医院就诊。头颅 CT+ 增强 +CTA+CTV 检查示：①考虑左侧放射冠、基底节区梗死灶，双侧颞叶、放射冠、侧脑室旁、基底节区、右侧丘脑、脑桥多发缺血；②脑萎缩；③头颅 CTA 示双侧颈内动脉 C4 段局部狭窄，脑动脉硬化；④头颅 CTV 未见明显异常。住院治疗，症状改善不明显。

时症： 患者神清，精神可，右下肢乏力，言语不清，发声困难，时有吞咽困难、饮水呛咳，纳眠可，二便调，舌黯，苔黄腻，脉弦细。查体：患者神清，言语不利，构音困难，定向力、理解力、记忆力及计算力正常，舌肌稍萎缩，咽反射消失，四肢深浅感觉、复合觉正常。肌张力正常，右下肢肌力 4$^+$ 级，余肌力正常。生理反射存在，病理反射未引出。

诊断： 喑痱病（气虚痰瘀阻络）。

治法： 化痰开窍，补气活血。

处方： ①电针：四神针、神庭、印堂、舌三针。②留针通里、太溪。③皮肤针叩击枕部。④舌下络脉放血。⑤中药：陈皮 10g，半夏 15g，茯苓 15g，甘草 5g，白术 15g，川芎 10g，当归 10g，石菖蒲 10g，五爪龙 30g，薄荷 5g（后下）。共 7 剂，日 1 剂，水煎至 200mL，温服。

2019 年 10 月 16 日复诊：家属诉放血后患者言语不清情况较前改善。继续维持当前治疗。治疗至今，效果明显。

按语：患者从发病至来门诊治疗约4个月，结合患者症状及辅助检查，可诊断为脑梗死恢复期合并延髓麻痹，表现为言语困难、发声障碍、进食困难。

真性延髓麻痹（BP）是延髓发出的第Ⅸ、Ⅹ、Ⅻ对颅神经（舌咽、迷走、舌下神经）病变所致，临床主要表现为口唇麻痹、舌肌麻痹及萎缩，软腭及咽喉部吞咽困难等一系列症状。针对患者言语不利的症状，庄教授在调神针法的基础上，加上舌下三针、通里、太溪等穴位。舌下三针为"靳三针"中的组穴，对各种病因引起的语言障碍均有良好的效果。《灵枢》说："喉咙者，气之所以上下者也。会厌者，音门之户也。"舌下三针是位于舌底部的3个穴位，近廉泉，处于舌根部，任脉经气之所发、阴维脉交会之处。三穴邻近，加强了局部协同作用。通里为手少阴心经的络穴，太溪为足少阴肾经的原穴，两经都经舌本，增强其治疗言语不利的功效。根据临床症状，该患者辨证为气虚痰瘀阻络，因此中药以"化痰开窍、补气活血"为法。方中半夏燥湿化痰，陈皮健脾行气，白术、茯苓健脾化痰，当归、川芎活血化瘀。对于中风后期气虚患者，庄教授擅用五指毛桃补气，其补气作用较温和，补气而不壅滞。《本经》记载石菖蒲有"开心孔、通九窍、出音声"的作用，针对其言语不利的症状，庄教授加用石菖蒲以开窍化痰。《灵枢·九针十二原》说："凡用针者，虚则实之，满则泄之，菀陈则除之，邪胜则虚之。"另外，《针灸大成》指出："舌肿难语，廉泉、金津、玉液。"庄教授认为，此患者属痰瘀阻络之证，舌底络脉瘀曲，放血有利于清除瘀血、通经活络，使舌体运动得以恢复。有研究表明，舌下刺络放血可刺激舌下感受器，通过反射弧引起中枢调节，使语言功能得以改善。

（招敏虹）

十五、肩痹案

李某，男，62岁，2016年3月1日初诊。

主诉：反复右肩部疼痛1年余，加重伴活动不利2个月。

初诊：自诉1年前出现右肩部疼痛不适，夜间加重，得热痛减，患者未予重视，发病前曾以养鱼为业，长期居住在水边。近2个月来，上述症状加重，伴肩部活动功能受限，自行予药物局部外敷、口服药物治疗（具体用药不详），症状时有好转，但改善不明显，遂至针灸科就诊。

时症：右肩部疼痛，局部怕冷。查体：肩关节周围及三角肌有明显压痛，肩部肌肉僵硬，可触及条索状结节，肩关节上举、外展、外旋及内旋等活动受限。舌淡，苔白，脉细缓弱。

诊断：肩痹（肝肾亏虚，风寒湿侵袭）。缘患者年过六旬，肝肾渐虚，精血不足，肝主筋，肾主骨，筋骨失养，加之发病前以养鱼为生，长期居住在潮湿的环境，故寒湿之邪乘虚而入，阻滞肩部经脉，经脉气血不通，因而肩部疼痛，为本虚标实之证。肝肾亏虚为疾病之本，寒湿之邪为标。

治法：温通经脉，祛散寒邪。

处方：肩髃、肩贞、肩髎、臂臑、曲池、外关、合谷等穴（均右侧）。

操作：选用中粗火针，在酒精灯上将针尖烧至通红或通白，点刺肩髃、肩贞、肩髎、臂臑、曲池、外关、合谷等穴，操作结束后，嘱患者活动肩关节，做拮抗性动作，隔日1次。

二诊：3月15日。右肩疼痛显著减轻，肩关节活动范围扩大，可以洗衣做饭，但做内收动作时，右肩臂内侧后缘仍稍感疼痛。在上述治疗的基础上，加针后溪穴。

三诊：3月24日。疼痛全部消失，活动范围正常。为巩固疗效，续针4次，并嘱咐患者肩部避免受凉，加强肩关节功能锻炼。

按语：肩痹即肩周炎，是肩关节周围炎的简称，为肩关节周围肌肉、韧带、肌腱、滑囊、关节囊等软组织退行性、炎症性病变。其起病缓慢、病程较长，以静止痛为主要特点。早期多由天气变化及疲倦诱发肩关节阵发性疼痛，后进行性加重，发展到持续性疼痛，昼轻夜重。后期病变组织发生粘连，肩关节活动受累，而疼痛程度可缓解。

本病依据发病原因、临床表现和发病年龄有不同的名称，如有因肩部受凉引起的称"漏肩风"，因肩部活动受限的称"冻结肩"，因好发于50岁左右的人称"五十肩"。此外，女性发病率高于男性，男女之比约为1∶1.26，成人发病率为8%～10%。西医学认为其发病原因为肩关节周围软组织感染、外伤、受凉。中医学从经络辨证而言，该患者右肩各方向活动均受限，可见肩部手三阳经均受损。肩髃、肩髎、肩贞又称肩三针，此三穴分别位于肩关节的前、中、后部，为肩关节活动的枢纽，庄礼兴教授结合肩周炎的发病特点，将此三穴一同内移至肱骨头与肩峰相交处的前、中、后三点，与原来腧穴所在位置有所不同。由于手三阳经经脉循行均经过肩关节，这样取穴的变动，使得三肩穴彼此更靠近，力量更集中，因此疏利关节的功效强于原来取穴。古文早有此三穴用于肩部疼痛的治疗，如《十四经要穴主治歌》有"肩髃主治瘫痪疾，手挛肩肿效非常"，《针灸甲乙经》载"肩重不举，臂痛，肩髎主之"。在"经脉所过，主治所及"原则的指导下，加以局部取臂臑穴及循经远端取曲池、外关、合谷等穴。其中曲池穴性走而不守，善通上达下，能宣达气血，佐以合谷穴，合谷为手阳明大肠经原穴，性升散，轻清走表，挟曲池之走而不守、通上达下，且阳明经多气多血，"主润宗筋"，诸穴合用以疏通手三阳经经脉之气，共同发挥益气活血、温经通络的功效。

火针疗法历史悠久，《灵枢·经筋》中"焯刺者，刺寒急也，热则筋纵不收，无用燔针"，指出火针主要适用于寒痹痛证。《针灸大成》载："盖火针大开其孔穴，不塞其门，风邪从此而出……若风寒湿三者，在于经络不出者，宜用火针，以外发其邪，针假火力。"火针借助火热，有邪则散寒除湿通络，无邪则温阳补益气血。此患者为体虚正气不足，风寒湿邪留滞经络，此外因火针直径较粗，针刺时针孔大，"假火力"以助攻，力量勇猛，相应对局部的刺激量亦大，治疗作用更持久，尤适用于病位深、病程长、病情重的寒痹顽疾。治疗过程中需要注意：急性期疼痛明显者，火针宜采用点刺，且手法轻而浅，选穴不宜多；恢复期或存在肌肉萎缩现象者，此时病情重、病位深，非强刺激不能取得效果，故需采用深刺法，选穴宜多，更可适当留针 1～2 秒，以增强扶正祛邪之功，此外，火针对于风寒湿夹瘀血型肩周炎效果更佳。

（于维涛）

庄礼兴针灸特色学术经验

十六、大偻案（强直性脊柱炎）

罗某，19岁，男，2016年1月6日初诊。

主诉： 反复腰背部疼痛2年余。

初诊： 自诉2年前无明显诱因先后出现腰背部疼痛不适，静息痛、夜间痛，活动后减轻，症状呈进行性加重，出现行走、翻身困难，严重时自感呼吸受限。曾行益赛普皮下注射治疗，症状改善不明显，遂至针灸科诊治。

时症： 腰背部疼痛，伴活动受限，无胸闷心悸、呼吸困难等不适。查体：骶髂关节压痛，脊柱前屈、后伸、侧弯和转动受限，"4"字试验阳性。髋关节CT检查：符合强直性脊柱炎骶髂关节及髋关节改变，血沉40mm/h，C-反应蛋白120mg/L。舌淡，苔白，脉沉细。

诊断： 大偻，肾阳亏虚证。缘患者督脉气血运行不畅，经脉痹阻，不通则痛。《素问·生气通天论》云："阳气者，精则养神，柔则养筋，开阖不得，寒气从之，乃生大偻。"

治法： 温督强肾，疏通督脉。

处方： 督脉腰背疼痛处，肾俞穴（双侧）。

操作： 先于督脉腰背部行毫针排刺，须向腰骶部斜刺，约与皮肤呈15°，双肾俞穴直刺，再于针柄接电针治疗仪，选择连续波，强度以患者能耐受为宜，约30分钟后出针。选用中粗火针，在酒精灯上将针尖烧至通红或通白，行督脉排刺及点刺肾俞穴。每日1次。

二诊： 1月20日。腰背疼痛明显改善，活动亦明显好转，为巩固疗效，续针 2 次。

三诊： 1 月 30 日。自诉吹空调受凉，病情稍反复，并伴颈肩部疼痛不适，加针颈根、肩井及局部阿是穴，续针 5 次，病情缓解，并嘱患者避免吹空调。

按语： 强直性脊柱炎属于中医学大偻的范畴。西医学认为本病是自身免疫疾病，归属于风湿病范畴，是主要侵犯脊柱、骶髂关节和外周关节，也可累及内脏与其他组织的一种慢性进展性炎症性疾病。X 线片表现为骶髂关节破坏，血清学检查为阴性。本病好发于青少年男性，在我国患病率约为 0.3%。其主要临床表现为炎性腰骶部、背部、颈项部疼痛、僵硬与活动受限，非对称性膝、髋、踝等外周关节肿胀疼痛。夜间疼痛为甚，疼痛在静止、休息时加重，活动后减轻。西医学认为本病的发生与遗传、感染、环境及免疫等多个因素有关。

庄礼兴教授认为，此患者腰背疼痛的发生主要在于督脉气血运行不畅，经脉痹阻，不通则痛，但肾督阳虚为此病发生的根本原因，《杂病源流犀烛》有"背伛偻，年老伛偻者甚多，皆督脉虚而精髓不充之故"之说，加上脊柱中内通督脉，脊柱之病必要从督脉论治，所以补益肾气、疏通督脉是治疗强直性脊柱炎的核心。从古医籍可知，督脉循行于后背正中，督脉为病可见腰脊强痛，而本案主要临床表现是腰背正中疼痛，即病在督脉，所以治在疏通督脉气血。庄礼兴教授认为此时可遵循"宁失其穴，勿失其经"的原则，此原则的含义是在告诉我们在临床中，面对疾病先不要考虑病变所处的穴位，而应该辨识清楚病变所在经络，重视患者"经气"的盛衰。正如《灵枢·官能》所说："察其所病，左右上下，知其寒温，何经所在。"如前述可明确强直性脊柱炎之腰背痛病在督脉，病机为肾督阳虚，而督脉具有"总督诸阳"的功能，各阳经均交会于督脉，又为"阳脉之海"，具有调节和鼓舞人体阳气的作用，故可统帅全身阳气，改善脏腑功能，且督脉循行贯脊属肾，督脉经气盛，则肾精充实，命火旺盛，西医认为督脉可以有效改善脑和脊髓功能。结合古医籍所述督脉循行、主治特点以及西医对督脉功能的认识，故可先采用毫针行督脉排刺，向腰骶部斜刺，不必拘泥于腧穴所在，需要注意的是，针刺时需从病变上两个节段开始，直至病变所在病位。强直性脊柱炎具有自下向上进展的发病特点，正如杨上善所言："观痹从下自上，当先向下之前，使其不得进而下也；然后刺其痹后，使气脱也。"由于疾病发生的根本在于先天不足，故在治疗过程中，尚配伍双肾俞穴以增强补益肾阳作用，再于督脉行火针点刺，火针兼具针的疏通和灸的温补双重作用，可疏通督脉经气，温补肾阳，标本兼顾。

（于维涛）

十七、二便失禁案

陈某，女，66岁。

初诊：1年前无明显诱因出现大小便失禁，无便意而失禁，畏寒，伴有口角流涎，舌质淡，苔薄白，脉沉细。无外伤史，在广州多家医院诊治未见好转，后患者经人介绍转行针灸治疗。

诊断：神经源性二便失禁（肝肾亏损证）。

处方：电针取关元、中极、三阴交（双侧）、阴陵泉（双侧）。三阴交行补法，电针选用连续波，治疗30分钟，针毕腰骶部拔罐治疗5分钟，隔日治疗1次。

治疗1次之后患者诉可以控制大小便，治疗2次后基本痊愈。

按：患者年老，肝肾亏损，气血亏虚，下焦气化失司故见二便失禁。肾阳不足故见畏寒、口角流涎。关元穴位于小腹，"穴在脐下三寸，为人身元阴元阳关藏之处"（《素问·气穴论》），"足三阴上行入腹者，必会于此处，有关之象焉，以任脉在中，而三阴共会之，有元之义焉，故曰关元"（《经穴解》）。《席弘赋》道"小便不禁，关元好"，《脉经》亦言"针关元利小便"，可见该穴可扶正培元，温阳制水，主治小便失禁、频数。中极为膀胱募穴，《难经·六十七难》中提到"阳病行阴，故令募在阴"，募穴可治六腑病症。《素问·灵兰秘典论》记载"膀胱者，州都之官，津液藏焉，气化则能出矣"，机体只有通过膀胱的气化作用，才能使多余的水液排出，而成为小便。关元、中极均为任脉与足三阴经交会穴，且任脉为阴脉之海，以下腹部为重点，体现阴升阳降的特点，通过刺激关元、中极可以调整阴阳气机的平衡。三阴交为足太阴脾经的穴位，也是足三阴经的交会穴，能健脾益气、调补肝肾，通调足三阴经气血。阴陵泉为足太阴脾经的合穴，《灵枢·四时气》有"邪在腑取之合"，《素问·咳论》说"治腑者治其合"，都是在强调合穴善治脏腑之病。针刺脾经合穴阴陵泉可以治疗脾虚便溏、腹泻等病症。此外，《千金要方》中有"阴陵泉、阳陵泉，主失禁遗尿不自知"，《难经·六十八难》中有"合主逆气而泄"的记载。诸穴相配，对二便失禁有良好的治疗效果。

（李艳明）

十八、神昏案

安某，男，19岁。

初诊：患者2010年骑车外出时，摔倒在地，导致蛛网膜下腔出血，遂送至某院行开颅取血肿手术，后转送某西医院抢救，术后患者一直处于昏迷状态，未能苏醒，遂请庄教授前去针灸会诊。

诊断：神昏病（热闭）。

处方：①针刺：印堂、神庭、前顶、百会、后顶、大椎及十二经井穴。督脉穴位及井穴行强刺激，每日1次。②内服中药：方以温胆汤为主，加用麝香、薄荷、冰片、郁金等。

针3次患者有轻微反应，针至4次，患者苏醒。之后患者在外院继续治疗，恢复良好。

按：脑为元神之府。患者因严重的颅脑损伤导致气血瘀滞，窍闭神匿，神不导气，经络痹阻，神无所依，肢无所用。督脉为阳脉之海，总督诸阳，"督脉……上额交颠上，入络脑，还出别下项……"。排刺督脉穴位，尤其是头部穴位，可以起到激发全身阳气、通经络、开脑窍的作用。昏迷属中医脏腑病症，《灵枢·顺气一日分为四时》提出"病在脏者取之井"，结合点刺井穴可以促进神智的恢复。麝香、冰片有开窍醒神作用，薄荷轻清升提、清利头目，也可帮助恢复神智。此外，麝香还具有通行十二经脉的作用，可以促进肢体功能的恢复。诸法合用，共收通经活络、开窍醒脑之功效。

（李艳明）

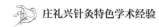